# Le Guide Complet du Régime TLC : Réduisez votre Cholestérol et Améliorez votre Santé Cardiovasculaire

Des Changements Durables pour une Vie Saine et Équilibrée

## Chapitre 1 : Introduction au régime TLC

### Qu'est-ce que le régime TLC ?

Le régime TLC, abréviation de "Therapeutic Lifestyle Changes", est un programme diététique conçu pour réduire le taux de cholestérol et promouvoir une santé cardiovasculaire optimale. Contrairement à de nombreux régimes à la mode, le régime TLC met l'accent sur des changements durables dans le style de vie plutôt que sur des restrictions extrêmes ou des régimes draconiens.

Principes fondamentaux du régime TLC :

- Réduction de la consommation de graisses saturées et de cholestérol : Le régime TLC recommande de limiter la consommation de graisses saturées et de cholestérol, qui sont associées à une augmentation du taux de cholestérol sanguin. Cela implique de réduire la consommation de viandes grasses, de produits laitiers riches en matières grasses et de produits transformés contenant des graisses saturées.

1

- 
- Augmentation de la consommation de fibres : Les aliments riches en fibres, tels que les fruits, les légumes, les céréales complètes et les légumineuses, sont encouragés dans le régime TLC. Les fibres aident à réduire le cholestérol LDL (mauvais cholestérol) et à maintenir un poids santé.
- 
- Contrôle des portions et gestion des calories : Bien que le régime TLC ne nécessite pas de compter strictement les calories, il encourage une sensibilisation aux portions et à la taille des portions. Cela peut aider à contrôler la consommation totale de calories et à maintenir un poids santé.
- Incorporation d'aliments riches en nutriments : Le régime TLC met l'accent sur la consommation d'aliments riches en nutriments essentiels, tels que les fruits, les légumes, les grains entiers, les noix et les graines. Ces aliments fournissent une variété de vitamines, de minéraux et d'antioxydants bénéfiques pour la santé cardiovasculaire.
- 
- Promotion de l'activité physique : En plus des changements alimentaires, le régime TLC encourage l'incorporation régulière d'activité physique dans la vie quotidienne. L'exercice aide à abaisser le taux de cholestérol, à renforcer le cœur et à maintenir un poids santé.

En résumé, le régime TLC vise à favoriser des choix alimentaires sains et des habitudes de vie actives pour réduire le risque de maladies cardiovasculaires et améliorer la qualité de vie.

## Histoire et développement du régime TLC

Le régime TLC a été développé par le National Institutes of Health (NIH) des États-Unis en réponse à la nécessité de trouver des approches efficaces pour réduire le taux de cholestérol et prévenir les maladies cardiovasculaires. Voici un aperçu de son évolution et de son histoire :

Origines du régime TLC :

Le régime TLC a été élaboré dans les années 1990 par un groupe d'experts en nutrition, en médecine et en santé publique, sous l'égide du NIH. Ce groupe a été chargé d'élaborer des lignes directrices diététiques pour aider à réduire le taux de cholestérol sans recourir à des médicaments.

Évolution des recommandations et des lignes directrices :

Au fil des ans, le régime TLC a été peaufiné et mis à jour en fonction des nouvelles recherches scientifiques et des avancées dans le domaine de la nutrition et de la santé cardiovasculaire. Les recommandations initiales ont été affinées pour mieux répondre aux besoins individuels et aux tendances alimentaires contemporaines.

Adoption par la communauté médicale et le grand public :

Le régime TLC a gagné en popularité auprès des professionnels de la santé en raison de son efficacité prouvée dans la réduction du cholestérol et de ses avantages pour la santé cardiovasculaire. Il est souvent recommandé par les médecins, les nutritionnistes et les diététiciens comme première ligne de défense contre les maladies cardiovasculaires.

Reconnaissance par les organismes de santé :

Le régime TLC a été reconnu et approuvé par des organismes de santé prestigieux, tels que l'American Heart Association (AHA) et l'Académie de nutrition et de diététique (AND), qui ont salué son efficacité dans la promotion de la santé cardiaque.

## Objectifs du régime TLC

Le régime TLC vise principalement à réduire le taux de cholestérol sanguin, en particulier le cholestérol LDL (mauvais cholestérol), et à promouvoir une meilleure santé cardiovasculaire. Voici les objectifs spécifiques du régime TLC :

Réduction du cholestérol et des risques cardiovasculaires :

Le principal objectif du régime TLC est de réduire le cholestérol sanguin, en particulier le cholestérol LDL, qui est associé à un risque accru de maladies cardiovasculaires telles que les crises cardiaques et les accidents vasculaires cérébraux. En adoptant une alimentation pauvre en graisses saturées et en cholestérol, ainsi qu'une activité physique régulière, le régime TLC vise à abaisser ces risques.

Promotion de la santé globale :

En plus de réduire le cholestérol, le régime TLC vise à améliorer la santé globale en encourageant des choix alimentaires sains et des habitudes de vie actives. Cela comprend la consommation d'aliments riches en nutriments tels que les fruits, les légumes, les grains entiers, les noix et les graines, ainsi que la pratique régulière d'exercice physique.

Prévention des maladies chroniques :

En adoptant un mode de vie sain et équilibré selon les principes du régime TLC, il est possible de réduire le risque de développer diverses maladies chroniques, notamment le diabète de type 2, l'hypertension artérielle et l'obésité.

Ces conditions sont souvent associées aux maladies cardiovasculaires et peuvent être prévenues ou atténuées par des choix alimentaires et des comportements de vie appropriés.

Amélioration de la qualité de vie :

En favorisant une alimentation équilibrée et une activité physique régulière, le régime TLC vise également à améliorer la qualité de vie globale des individus.

En se sentant mieux physiquement et mentalement, les personnes suivant le régime TLC peuvent profiter d'une meilleure énergie, d'une humeur plus positive et d'une plus grande capacité à mener une vie active et épanouissante.

En résumé, les objectifs du régime TLC sont multiples : réduire le cholestérol et les risques cardiovasculaires, promouvoir la santé globale, prévenir les maladies chroniques et améliorer la qualité de vie. En adoptant les principes du régime TLC, il est possible de bénéficier de nombreux avantages pour la santé à long terme.

# **Chapitre 2** : Comprendre le cholestérol et les maladies cardiovasculaires

## Le cholestérol et ses nuances

Le cholestérol, une substance lipidique essentielle, est souvent catégorisé en deux types principaux : le cholestérol LDL (lipoprotéine de basse densité) et le cholestérol HDL (lipoprotéine de haute densité). Le cholestérol LDL, souvent appelé "mauvais cholestérol", est associé au dépôt de plaques dans les artères, augmentant le risque de maladies cardiovasculaires. En revanche, le cholestérol HDL, connu sous le nom de "bon cholestérol", est bénéfique car il aide à éliminer le cholestérol LDL des artères, réduisant ainsi le risque de maladie cardiaque.
Le cholestérol joue un rôle vital dans de nombreuses fonctions corporelles, notamment la production de membranes cellulaires, la synthèse des hormones et la formation de la vitamine D. Cependant, des niveaux élevés de cholestérol LDL dans le sang peuvent conduire à l'accumulation de plaques athérosclérotiques dans les artères, ce qui peut entraîner des complications graves telles que les crises cardiaques et les accidents vasculaires cérébraux.
Il est donc crucial de comprendre les nuances du cholestérol et son impact sur la santé cardiovasculaire pour prendre des mesures préventives efficaces. En adoptant un régime alimentaire et un mode de vie sains, il est possible de maintenir un équilibre optimal de cholestérol dans le corps et de réduire le risque de maladies cardiovasculaires.

## Les risques d'un déséquilibre du cholestérol

Lorsque le cholestérol LDL, également connu sous le nom de "mauvais cholestérol", est présent en excès dans le sang, il peut s'accumuler le long des parois des artères sous forme de plaques athérosclérotiques. Ces plaques peuvent progressivement rétrécir les artères, restreignant le flux sanguin vers les organes vitaux tels que le cœur et le cerveau. En conséquence, cela accroît le risque de maladies cardiovasculaires, y compris les crises cardiaques, les accidents vasculaires cérébraux et d'autres complications graves. Outre le cholestérol LDL élevé, d'autres facteurs de risque peuvent contribuer à l'accumulation de plaques dans les artères, tels que le tabagisme, l'hypertension artérielle, le diabète, l'obésité et un mode de vie sédentaire. Ces facteurs agissent de manière synergique pour accroître le risque de maladies cardiovasculaires et peuvent exacerber les effets nocifs du cholestérol LDL élevé.

Il est donc essentiel de prendre des mesures préventives pour réduire les risques associés à des niveaux élevés de cholestérol LDL et d'autres facteurs de risque cardiovasculaire. En adoptant un mode de vie sain et en suivant les recommandations du régime TLC, il est possible de réduire le risque de maladies cardiovasculaires et de promouvoir une santé optimale à long terme.

## Importance de la prévention des maladies cardiovasculaires

Les maladies cardiovasculaires représentent un fardeau significatif pour la santé publique, contribuant à un nombre important de décès et d'incapacités dans le monde entier. Ces conditions, telles que les crises cardiaques et les AVC, peuvent avoir des conséquences dévastatrices sur la qualité de vie et peuvent entraîner des complications à long terme, y compris une invalidité permanente et une mortalité précoce.

La prévention des maladies cardiovasculaires revêt une importance capitale pour réduire leur incidence et leur impact sur la santé publique. En adoptant des stratégies préventives, telles qu'un régime alimentaire sain, une activité physique régulière, la cessation du tabagisme et la gestion du stress, il est possible de réduire considérablement le risque de développer des maladies cardiovasculaires.

Outre les avantages individuels pour la santé, la prévention des maladies cardiovasculaires présente également des avantages économiques et sociaux significatifs. En réduisant la charge des maladies cardiovasculaires, les systèmes de santé peuvent alléger leurs coûts et consacrer davantage de ressources à d'autres domaines prioritaires de la santé publique. De plus, en favorisant la santé cardiovasculaire, il est possible d'améliorer la productivité au travail et de promouvoir un vieillissement en bonne santé au sein de la population.

Ainsi, la prévention des maladies cardiovasculaires revêt une importance capitale à la fois sur le plan individuel et sur le plan sociétal. En adoptant des mesures préventives efficaces, telles que celles recommandées par le régime TLC, il est possible de réduire de manière significative le fardeau des maladies cardiovasculaires et d'améliorer la santé et le bien-être de la population dans son ensemble.

# **Chapitre 3 :** Principes de base du régime TLC

## Aliments à privilégier et à éviter pour une santé cardiaque optimale

Dans le cadre du régime TLC, une attention particulière est accordée aux choix alimentaires afin de favoriser une santé cardiovasculaire optimale. Les aliments riches en graisses saturées et en cholestérol sont à éviter, car ils peuvent contribuer à l'augmentation du taux de cholestérol LDL (« mauvais cholestérol ») dans le sang, augmentant ainsi le risque de maladies cardiovasculaires. Parmi ces aliments à limiter, on retrouve :

- Les viandes grasses : le bacon, la viande de porc (comme le lard), les saucisses, et les coupes grasses de bœuf.
- Les produits laitiers riches en matières grasses : le beurre, la crème épaisse, le fromage à pâte dure (comme le cheddar) et les produits laitiers entiers.
- Les aliments transformés : les biscuits, les gâteaux, les pâtisseries, les chips et les frites, ainsi que les aliments frits et panés.

En revanche, il est recommandé de privilégier les aliments riches en fibres, en acides gras insaturés et en autres nutriments bénéfiques pour la santé cardiaque. Les exemples d'aliments à intégrer régulièrement dans votre alimentation incluent :

- Les légumes verts à feuilles : épinards, chou frisé, brocoli et chou-fleur.
- Les fruits riches en fibres : les baies (fraises, framboises, myrtilles), les pommes, les poires et les oranges.
- Les poissons gras : saumon, truite, maquereau et sardines.
- Les sources de protéines maigres : poulet sans peau, dinde, tofu, et légumineuses (comme les haricots noirs et les pois chiches).
- Les graisses saines : avocats, noix (comme les amandes, les noix de cajou et les noix), et huiles végétales (comme l'huile d'olive et l'huile de colza).

En évitant les aliments transformés et les aliments riches en graisses saturées, et en favorisant les aliments naturels et nutritifs comme ceux mentionnés ci-dessus, il est possible de soutenir activement la santé cardiovasculaire et de promouvoir le bien-être général.

## Gérer les apports en graisses et en cholestérol

Dans le cadre du régime TLC, il est primordial de comprendre comment gérer vos apports en graisses saturées et en cholestérol afin de favoriser une santé cardiovasculaire optimale. Cela implique de prendre des décisions éclairées lors de la sélection des aliments et de planifier vos repas de manière à respecter les objectifs recommandés. Voici quelques conseils pratiques pour vous aider à gérer vos apports en graisses et en cholestérol :

Comprendre les graisses saturées et le cholestérol :

Les graisses saturées sont des acides gras que l'on trouve principalement dans les aliments d'origine animale, tels que la viande rouge, le beurre et les produits laitiers riches en matières grasses. Ces graisses sont solides à température ambiante et peuvent augmenter le taux de cholestérol LDL (« mauvais cholestérol ») dans le sang, ce qui accroît le risque de maladies cardiovasculaires. Le cholestérol, quant à lui, est une substance lipidique essentielle présente dans toutes les cellules de l'organisme. Bien que le corps en produise naturellement, il peut également être apporté par l'alimentation. Des niveaux élevés de cholestérol LDL peuvent contribuer à l'accumulation de plaques dans les artères, augmentant ainsi le risque de maladies cardiovasculaires.

Évaluer votre consommation actuelle :

Faites une évaluation honnête de votre alimentation actuelle pour identifier les sources principales de graisses saturées et de cholestérol. Tenez un journal alimentaire pendant quelques jours pour noter tout ce que vous consommez, y compris les aliments et les boissons. Cela vous aidera à identifier les tendances et les habitudes alimentaires qui pourraient nécessiter des ajustements. Notez les aliments qui sont riches en graisses saturées et en cholestérol, ainsi que la fréquence à laquelle vous les consommez.

Lire les étiquettes nutritionnelles :

Familiarisez-vous avec la lecture des étiquettes nutritionnelles sur les emballages des aliments. Les étiquettes fournissent des informations précieuses sur la composition nutritionnelle des produits, y compris la teneur en graisses saturées et en cholestérol. Recherchez les aliments qui sont faibles en graisses saturées et en cholestérol pour vous aider à faire des choix plus sains. Gardez également un œil sur les portions recommandées et les valeurs quotidiennes de référence pour mieux comprendre ce que vous consommez.

Faire des choix alimentaires éclairés :

Optez pour des aliments qui sont faibles en graisses saturées et en cholestérol, tout en étant riches en nutriments essentiels. Par exemple, privilégiez les protéines maigres, telles que les poissons, le poulet sans peau et les légumineuses. Les fruits, les légumes et les grains entiers sont également d'excellentes options, car ils fournissent des fibres, des vitamines et des minéraux essentiels pour une santé optimale. Lorsque vous faites vos courses, choisissez des aliments frais et non transformés chaque fois que possible, et évitez les produits transformés et préemballés qui peuvent contenir des quantités élevées de graisses saturées et de cholestérol ajoutés.

Planifier vos repas :

Planifiez vos repas à l'avance pour vous assurer que vous respectez vos objectifs de consommation de graisses saturées et de cholestérol. Prenez le temps de préparer des repas sains et équilibrés à la maison, en incluant une variété d'aliments nutritifs. Essayez de prévoir des collations saines pour éviter les fringales et les tentations alimentaires tout au long de la journée. Si vous prévoyez de manger à l'extérieur, consultez les menus à l'avance et choisissez des options qui sont conformes aux recommandations du régime TLC.

En suivant ces conseils et en restant conscient de vos choix alimentaires, vous pourrez gérer efficacement vos apports en graisses saturées et en cholestérol dans le cadre du régime TLC, ce qui contribuera à soutenir votre santé cardiovasculaire à long terme. N'oubliez pas de consulter un professionnel de la santé pour obtenir des conseils personnalisés et des recommandations spécifiques à votre situation.

## Importance de la gestion du cholestérol dans le cadre du régime TLC

Dans le cadre du régime TLC, la gestion du cholestérol joue un rôle crucial dans la promotion d'une santé cardiovasculaire optimale. Comprendre les nuances du cholestérol et son impact sur la santé est essentiel pour adopter des habitudes alimentaires et de mode de vie qui soutiennent une fonction cardiaque saine. Voici quelques points clés à prendre en considération :

Rôle du cholestérol dans le corps :

Le cholestérol est une substance lipidique essentielle présente dans toutes les cellules de l'organisme. Il est nécessaire à de nombreuses fonctions corporelles, y compris la formation de membranes cellulaires, la synthèse des hormones et la production de la vitamine D. Cependant, des niveaux élevés de cholestérol LDL (« mauvais cholestérol ») dans le sang peuvent contribuer à l'accumulation de plaques dans les artères, augmentant ainsi le risque de maladies cardiovasculaires.

Impact des choix alimentaires sur le cholestérol :

Les choix alimentaires jouent un rôle important dans la gestion du cholestérol. Les aliments riches en graisses saturées et en cholestérol, tels que les viandes grasses, les produits laitiers entiers et les aliments transformés, peuvent augmenter les niveaux de cholestérol LDL dans le sang. En revanche, les aliments riches en fibres, en acides gras insaturés et en autres nutriments bénéfiques, tels que les fruits, les légumes, les poissons gras et les sources de protéines maigres, peuvent aider à réduire les niveaux de cholestérol LDL et à promouvoir une santé cardiovasculaire optimale.

Stratégies de gestion du cholestérol :

Pour gérer efficacement le cholestérol dans le cadre du régime TLC, il est important d'adopter des stratégies alimentaires et de mode de vie qui favorisent une fonction cardiaque saine. Cela peut inclure la réduction de la consommation de graisses saturées et de cholestérol, la promotion d'une alimentation riche en fibres et en nutriments bénéfiques, et l'incorporation d'une activité physique régulière dans votre routine quotidienne. En prenant des mesures préventives pour gérer votre cholestérol, vous pouvez réduire le risque de maladies cardiovasculaires et promouvoir une santé optimale à long terme.

# Chapitre 4 : Planification de repas équilibrés dans le cadre du régime TLC

## Principes de base de la planification des repas

La planification des repas est bien plus qu'une simple organisation des aliments sur votre assiette. C'est une démarche stratégique qui peut avoir un impact significatif sur votre santé cardiovasculaire et votre bien-être général. Dans cette section, nous allons explorer en profondeur les principes fondamentaux de la planification des repas, en fournissant des conseils détaillés et des exemples concrets pour vous aider à créer des repas nourrissants et délicieux tout au long de la semaine.

Introduction à l'importance de la planification des repas L'introduction à la planification des repas est une porte d'entrée essentielle vers une alimentation équilibrée et une meilleure santé cardiovasculaire. Commençons par comprendre en détail les multiples bénéfices de cette pratique et comment elle peut transformer votre mode de vie.

Les avantages de la planification des repas :

La planification des repas offre une multitude d'avantages tangibles qui vont bien au-delà de la simple organisation de votre alimentation quotidienne. En effet, elle permet non seulement de contrôler votre apport calorique et de mieux gérer votre poids, mais aussi d'améliorer considérablement votre santé cardiovasculaire. En anticipant vos repas, vous êtes en mesure de choisir des aliments riches en nutriments essentiels, de limiter votre consommation de graisses saturées et de sucres ajoutés, et d'augmenter votre apport en fibres, en vitamines et en minéraux. De plus, en planifiant à l'avance, vous réduisez les risques de succomber aux tentations alimentaires et aux choix peu sains lorsque vous êtes affamé et pressé.

Conseil pratique : Commencez par établir un calendrier hebdomadaire pour planifier vos repas et collations. Identifiez les moments de la semaine où vous êtes le plus occupé et prévoyez des repas simples mais nutritifs pour éviter les achats impulsifs ou les choix peu judicieux.

Réduction du stress et gain de temps :

La planification des repas peut également être un outil efficace pour réduire le stress et économiser du temps précieux au quotidien. En sachant à l'avance ce que vous allez manger, vous pouvez anticiper les courses alimentaires, préparer les ingrédients à l'avance et minimiser le temps passé en cuisine. De plus, en planifiant des repas équilibrés et variés, vous pouvez éviter la monotonie alimentaire et stimuler votre créativité culinaire.

Conseil pratique : Consacrez un jour de la semaine à la planification des repas et des courses. Faites une liste détaillée des ingrédients dont vous aurez besoin pour chaque repas et assurez-vous d'avoir suffisamment de provisions pour la semaine à venir. Prévoyez également du temps pour préparer et conserver certains aliments à l'avance, tels que des légumes coupés ou des grains cuits, pour faciliter la préparation des repas tout au long de la semaine.

## Établissement d'objectifs nutritionnels spécifiques

Dans ce sous-chapitre, nous plongerons dans le processus d'établissement d'objectifs nutritionnels personnalisés, en mettant l'accent sur l'importance de comprendre vos besoins individuels et de les aligner avec les recommandations du régime TLC. Nous explorerons les différentes étapes à suivre pour définir des objectifs réalistes et réalisables, ainsi que les ressources et les outils disponibles pour vous aider dans cette démarche.

Évaluation des besoins nutritionnels individuels :
Avant de définir des objectifs nutritionnels spécifiques, il est essentiel de comprendre vos besoins nutritionnels individuels. Cela inclut des facteurs tels que votre âge, votre sexe, votre poids, votre niveau d'activité physique et tout problème de santé sous-jacent. Une évaluation complète de ces facteurs vous permettra de mieux comprendre vos besoins en matière de calories, de macronutriments et de micronutriments.

Conseil pratique : Utilisez des outils en ligne tels que des calculateurs de besoins caloriques ou des applications de suivi alimentaire pour évaluer vos besoins nutritionnels individuels. Consultez également un professionnel de la santé, comme un nutritionniste ou un diététicien, pour obtenir des conseils personnalisés.

Alignement avec les recommandations du régime TLC :
Une fois que vous avez identifié vos besoins nutritionnels individuels, il est temps de les aligner avec les recommandations spécifiques du régime TLC. Cela comprend des directives sur la consommation de graisses saturées et de cholestérol, ainsi que des conseils sur l'augmentation de l'apport en fibres, en acides gras insaturés et en autres nutriments bénéfiques pour la santé cardiaque.

Conseil pratique : Familiarisez-vous avec les principes de base du régime TLC en consultant des sources fiables telles que des sites Web gouvernementaux ou des publications médicales. Utilisez ces informations comme base pour définir des objectifs nutritionnels spécifiques qui soutiennent les recommandations du régime TLC.

Définition d'objectifs réalisables et durables :
Une fois que vous avez évalué vos besoins nutritionnels et aligné vos objectifs avec les recommandations du régime TLC, il est temps de définir des objectifs spécifiques, mesurables, atteignables, pertinents et temporellement définis (SMART). Assurez-vous que vos objectifs sont réalistes et durables, et qu'ils sont adaptés à votre mode de vie, vos préférences alimentaires et vos capacités.

Conseil pratique : Divisez vos objectifs en étapes réalisables et fixez-vous des échéances réalistes pour les atteindre. Tenez un journal alimentaire pour suivre votre progression et ajustez vos objectifs si nécessaire en fonction de vos résultats et de votre expérience.

En suivant ces étapes et en utilisant ces conseils pratiques, vous serez en mesure de définir des objectifs nutritionnels spécifiques qui vous aideront à atteindre et à maintenir une santé cardiovasculaire optimale dans le cadre du régime TLC.

**<u>Exemples d'objectifs :</u>**

Ce ne sont que des exemples, n'hésitez à vous faire accompagner par un professionnel de santé)

Objectif 1 : Réduire la consommation de graisses saturées

- Objectif spécifique : Limiter l'apport en graisses saturées à moins de 7 % de l'apport calorique total.
- Calcul : Si vous suivez un régime de 2000 calories par jour, cela signifie que votre consommation de graisses saturées devrait être inférieure à 140 calories par jour (2000 calories x 0,07).
- Action : Identifiez les aliments riches en graisses saturées dans votre alimentation actuelle, tels que les viandes grasses, les produits laitiers entiers et les aliments transformés, et remplacez-les par des options plus saines, comme des protéines maigres, des produits laitiers faibles en gras et des graisses insaturées.

Objectif 2 : Augmenter l'apport en fibres

- Objectif spécifique : Atteindre un apport quotidien en fibres d'au moins 25 grammes pour les femmes et 38 grammes pour les hommes.
- Action : Incluez des sources riches en fibres dans chaque repas, telles que des fruits, des légumes, des légumineuses, des céréales complètes et des noix. Par exemple, consommez une portion de flocons d'avoine (4 grammes de fibres) avec des fruits frais (environ 4 grammes de fibres) au petit-déjeuner pour commencer la journée avec une bonne dose de fibres.

Objectif 3 : Contrôler la consommation de sodium

- Objectif spécifique : Limiter l'apport en sodium à moins de 2300 milligrammes par jour, et idéalement à 1500 milligrammes par jour pour les adultes atteints d'hypertension artérielle, d'insuffisance cardiaque ou d'autres problèmes de santé.

- Action : Lisez attentivement les étiquettes nutritionnelles des aliments emballés pour repérer les sources cachées de sodium. Privilégiez les aliments frais ou peu transformés et utilisez des herbes, des épices et des mélanges d'assaisonnement sans sel pour rehausser la saveur de vos plats sans ajouter de sodium supplémentaire.

## Stratégies pour structurer des repas équilibrés

Ce sous-chapitre propose des stratégies pratiques pour concevoir des repas équilibrés dans le cadre du régime TLC, en mettant l'accent sur l'incorporation d'aliments riches en protéines maigres, en glucides complexes, en graisses saines et en minéraux essentiels. Voici comment vous pouvez structurer vos repas pour soutenir votre santé cardiovasculaire :

Intégrer des protéines maigres :

Les protéines maigres sont essentielles pour la santé musculaire, la satiété et la régulation de la glycémie. Choisissez des sources de protéines maigres telles que le poulet sans peau, la dinde, le poisson, les œufs, les légumineuses (comme les pois chiches, les haricots noirs ou les lentilles), et les produits laitiers faibles en gras (comme le yaourt grec ou le fromage cottage).

*(Exemples : blanc de poulet grillé, saumon cuit au four, tofu grillé)*

Opter pour des glucides complexes :

Les glucides complexes fournissent une source d'énergie durable et favorisent la satiété. Privilégiez les glucides complexes tels que les grains entiers (comme le quinoa, l'avoine, le riz brun), les légumes féculents (comme les patates douces, les carottes), les légumineuses et les fruits frais. Évitez les glucides raffinés et les produits transformés riches en sucre ajouté.

*(Exemples : quinoa cuit, patate douce rôtie, lentilles cuites)*

Incorporer des graisses saines :

Les graisses saines sont bénéfiques pour la santé cardiovasculaire et contribuent à l'absorption des vitamines liposolubles. Choisissez des sources de graisses insaturées telles que les avocats, les noix (comme les amandes, les noix de cajou), les graines (comme les graines de chia, de lin), les huiles végétales (comme l'huile d'olive, l'huile de noix de coco) et les poissons gras (comme le saumon, le maquereau).

*(Exemples : avocat tranché, amandes grillées, huile d'olive extra vierge)*

Assurer un apport adéquat en minéraux essentiels :

Les minéraux essentiels comme le calcium, le potassium, le magnésium et le fer jouent un rôle crucial dans de nombreuses fonctions corporelles, y compris la santé osseuse, la régulation de la pression artérielle et la formation des globules rouges. Assurez-vous d'inclure des aliments riches en ces minéraux dans votre alimentation, tels que les produits laitiers faibles en gras, les légumes verts à feuilles (comme les épinards, le chou frisé), les fruits (comme les bananes, les oranges), les légumes (comme les haricots verts, les pois) et les céréales complètes.

*(Exemples : yaourt grec faible en gras, épinards frais, banane)*

En incorporant ces recommandations dans vos repas quotidiens, vous pouvez créer des menus équilibrés et nutritifs qui soutiennent efficacement votre santé cardiovasculaire et votre bien-être général.

## Maximiser l'apport en fibres alimentaires

Ce sous-chapitre explore l'importance cruciale de l'apport en fibres alimentaires pour la santé cardiovasculaire et propose des stratégies pratiques pour maximiser votre consommation de fibres dans le cadre du régime TLC. Voici comment vous pouvez intégrer davantage de fibres dans votre alimentation pour favoriser une digestion saine et soutenir votre santé globale :

 Comprendre les bienfaits des fibres alimentaires :

Les fibres alimentaires sont des composants végétaux non digestibles qui sont essentiels pour la santé digestive. Elles contribuent à réguler le transit intestinal, à prévenir la constipation, à abaisser le taux de cholestérol sanguin et à contrôler la glycémie. En comprenant les multiples bienfaits des fibres alimentaires, vous serez plus enclin à les inclure dans votre alimentation quotidienne.

*(Exemple : Les fibres solubles, présentes dans les avocats et les légumineuses, aident à abaisser le taux de cholestérol sanguin.)*

 Identifier les sources de fibres alimentaires :

Les fibres alimentaires se trouvent principalement dans les aliments d'origine végétale, notamment les fruits, les légumes, les légumineuses, les grains entiers, les noix et les graines. En

identifiant les sources de fibres alimentaires les plus riches, vous pourrez les incorporer de manière stratégique dans vos repas et collations pour augmenter votre apport en fibres.
*(Exemple : Les légumineuses comme les pois chiches et les haricots noirs sont riches en fibres alimentaires, offrant une excellente option pour augmenter votre consommation de fibres dans les plats principaux.)*

 Intégrer les fibres alimentaires dans votre alimentation quotidienne : Pour maximiser votre apport en fibres alimentaires, visez à inclure des sources de fibres à chaque repas et collation. Optez pour des grains entiers plutôt que des versions raffinées, ajoutez des légumes et des fruits frais à vos plats principaux et choisissez des collations riches en fibres comme les fruits secs, les légumes crus avec de l'houmous ou des bâtonnets de carottes avec du guacamole.
*(Exemple : Ajoutez des légumes verts feuillus, comme les épinards ou le chou frisé, à vos smoothies du matin pour augmenter facilement votre apport en fibres dès le début de la journée.)*

# 1 mois de Menus :

Semaine 1 :
- Jour 1 :
    - Petit déjeuner : Smoothie aux baies avec yaourt grec et graines de chia.
    - Déjeuner : Salade de quinoa aux légumes et poulet grillé.
    - Dîner : Saumon cuit au four avec asperges et riz brun.
- Jour 2 :
    - Petit déjeuner : Flocons d'avoine avec banane tranchée et amandes.
    - Déjeuner : Wrap au thon avec laitue, tomate et avocat dans une tortilla de blé entier.
    - Dîner : Poulet rôti avec patates douces rôties et brocolis.
- Jour 3 :

- Petit déjeuner : Omelette aux légumes (poivrons, épinards, tomates) et pain de blé entier.
  - Déjeuner : Salade de lentilles avec vinaigrette légère.
  - Dîner : Chili végétarien avec riz complet.
- Jour 4 :
  - Petit déjeuner : Yaourt grec avec fruits frais et noix.
  - Déjeuner : Salade de poulet césar légère avec croûtons de blé entier.
  - Dîner : Poissons grillés avec ratatouille et quinoa.
- Jour 5 :
  - Petit déjeuner : Smoothie vert avec épinards, banane, et lait d'amande.
  - Déjeuner : Soupe de légumes maison avec pain de blé entier.
  - Dîner : Brochettes de crevettes avec légumes grillés et couscous.
- Jour 6 :
  - Petit déjeuner : Toast au beurre d'amande et tranches de banane.
  - Déjeuner : Salade de crevettes avec avocat, concombre et vinaigrette légère.
  - Dîner : Poulet teriyaki avec pois mange-tout sautés et riz brun.
- Jour 7 :
  - Petit déjeuner : Muffins aux œufs avec épinards et fromage.
  - Déjeuner : Wrap végétarien avec hummus, légumes et tortilla de blé entier.
  - Dîner : Lasagnes aux légumes avec salade verte.

Semaine 2 :

- Jour 1 :
  - Petit déjeuner : Muesli maison avec yaourt grec et fruits frais.
  - Déjeuner : Wrap au poulet avec avocat, tomate et laitue dans une tortilla de blé entier.
  - Dîner : Filet de saumon grillé avec haricots verts sautés à l'ail et quinoa.
- Jour 2 :

- Petit déjeuner : Omelette aux champignons et épinards, accompagnée de pain de blé entier.
- Déjeuner : Salade de thon aux haricots blancs, tomates cerises et vinaigrette légère.
- Dîner : Poulet aux fines herbes avec brocolis cuits à la vapeur et riz brun.

- Jour 3 :
  - Petit déjeuner : Smoothie aux fruits rouges avec lait d'amande et graines de lin.
  - Déjeuner : Soupe de légumes maison avec des lentilles et du pain de blé entier.
  - Dîner : Poissons pochés avec poivrons grillés et couscous aux herbes.

- Jour 4 :
  - Petit déjeuner : Toast à l'avocat et aux tomates, accompagné d'un œuf poché.
  - Déjeuner : Salade de crevettes et d'avocat avec vinaigrette légère et graines de tournesol.
  - Dîner : Ragoût de poulet aux légumes racines (carottes, panais, céleri) et polenta.

- Jour 5 :
  - Petit déjeuner : Smoothie vert à l'ananas, aux épinards et au yaourt grec.
  - Déjeuner : Salade de lentilles avec carottes râpées, poivrons et vinaigrette légère.
  - Dîner : Poitrines de poulet grillées avec courgettes sautées à l'ail et quinoa aux herbes.

- Jour 6 :
  - Petit déjeuner : Pancakes à la farine d'avoine et aux myrtilles.
  - Déjeuner : Wrap végétarien avec houmous, concombres, carottes et tortilla de blé entier.
  - Dîner : Curry de pois chiches avec riz basmati et chou-fleur rôti.

- Jour 7 :
  - Petit déjeuner : Flocons d'avoine cuits avec des tranches de pomme et des noix.
  - Déjeuner : Sandwich au thon avec laitue, cornichons et moutarde sur du pain de blé entier.

- Dîner : Lasagnes aux légumes avec salade verte et vinaigrette légère.

Semaine 2 :

- Jour 1 :
  - Petit déjeuner : Muesli maison avec yaourt grec et fruits frais.
  - Déjeuner : Wrap au poulet avec avocat, tomate et laitue dans une tortilla de blé entier.
  - Dîner : Filet de saumon grillé avec haricots verts sautés à l'ail et quinoa.
- Jour 2 :
  - Petit déjeuner : Omelette aux champignons et épinards, accompagnée de pain de blé entier.
  - Déjeuner : Salade de thon aux haricots blancs, tomates cerises et vinaigrette légère.
  - Dîner : Poulet aux fines herbes avec brocolis cuits à la vapeur et riz brun.
- Jour 3 :
  - Petit déjeuner : Smoothie aux fruits rouges avec lait d'amande et graines de lin.
  - Déjeuner : Soupe de légumes maison avec des lentilles et du pain de blé entier.
  - Dîner : Poissons pochés avec poivrons grillés et couscous aux herbes.
- Jour 4 :
  - Petit déjeuner : Toast à l'avocat et aux tomates, accompagné d'un œuf poché.
  - Déjeuner : Salade de crevettes et d'avocat avec vinaigrette légère et graines de tournesol.
  - Dîner : Ragoût de poulet aux légumes racines (carottes, panais, céleri) et polenta.
- Jour 5 :
  - Petit déjeuner : Smoothie vert à l'ananas, aux épinards et au yaourt grec.
  - Déjeuner : Salade de lentilles avec carottes râpées, poivrons et vinaigrette légère.
  - Dîner : Poitrines de poulet grillées avec courgettes sautées à l'ail et quinoa aux herbes.
- Jour 6 :

- Petit déjeuner : Pancakes à la farine d'avoine et aux myrtilles.
  - Déjeuner : Wrap végétarien avec houmous, concombres, carottes et tortilla de blé entier.
  - Dîner : Curry de pois chiches avec riz basmati et chou-fleur rôti.
- Jour 7 :
  - Petit déjeuner : Flocons d'avoine cuits avec des tranches de pomme et des noix.
  - Déjeuner : Sandwich au thon avec laitue, cornichons et moutarde sur du pain de blé entier.
  - Dîner : Lasagnes aux légumes avec salade verte et vinaigrette légère.

Semaine 2 :
- Jour 1 :
  - Petit déjeuner : Muesli maison avec yaourt grec et fruits frais.
  - Déjeuner : Wrap au poulet avec avocat, tomate et laitue dans une tortilla de blé entier.
  - Dîner : Filet de saumon grillé avec haricots verts sautés à l'ail et quinoa.
- Jour 2 :
  - Petit déjeuner : Omelette aux champignons et épinards, accompagnée de pain de blé entier.
  - Déjeuner : Salade de thon aux haricots blancs, tomates cerises et vinaigrette légère.
  - Dîner : Poulet aux fines herbes avec brocolis cuits à la vapeur et riz brun.
- Jour 3 :
  - Petit déjeuner : Smoothie aux fruits rouges avec lait d'amande et graines de lin.
  - Déjeuner : Soupe de légumes maison avec des lentilles et du pain de blé entier.
  - Dîner : Poissons pochés avec poivrons grillés et couscous aux herbes.
- Jour 4 :
  - Petit déjeuner : Toast à l'avocat et aux tomates, accompagné d'un œuf poché.

- Déjeuner : Salade de crevettes et d'avocat avec vinaigrette légère et graines de tournesol.
    - Dîner : Ragoût de poulet aux légumes racines (carottes, panais, céleri) et polenta.
- Jour 5 :
    - Petit déjeuner : Smoothie vert à l'ananas, aux épinards et au yaourt grec.
    - Déjeuner : Salade de lentilles avec carottes râpées, poivrons et vinaigrette légère.
    - Dîner : Poitrines de poulet grillées avec courgettes sautées à l'ail et quinoa aux herbes.
- Jour 6 :
    - Petit déjeuner : Pancakes à la farine d'avoine et aux myrtilles.
    - Déjeuner : Wrap végétarien avec houmous, concombres, carottes et tortilla de blé entier.
    - Dîner : Curry de pois chiches avec riz basmati et chou-fleur rôti.
- Jour 7 :
    - Petit déjeuner : Flocons d'avoine cuits avec des tranches de pomme et des noix.
    - Déjeuner : Sandwich au thon avec laitue, cornichons et moutarde sur du pain de blé entier.
    - Dîner : Lasagnes aux légumes avec salade verte et vinaigrette légère.

# Chapitre 5 : Incorporer l'activité physique

L'activité physique joue un rôle crucial dans le maintien d'une bonne santé cardiovasculaire et générale. Ce chapitre explore l'importance de l'exercice et propose des conseils pratiques pour intégrer davantage d'activité physique dans votre quotidien.

# Rôle de l'exercice dans la santé cardiovasculaire :

L'exercice joue un rôle fondamental dans la promotion d'une bonne santé cardiovasculaire, agissant comme un pilier essentiel de la prévention des maladies cardiaques et vasculaires. En effet, chaque séance d'entraînement contribue à renforcer le cœur et les vaisseaux sanguins, favorisant ainsi un système cardiovasculaire robuste et résilient.

L'un des principaux avantages de l'exercice est son impact positif sur la fonction cardiaque. En pratiquant régulièrement des activités physiques d'intensité modérée à élevée, vous stimulez votre cœur à travailler plus efficacement, améliorant ainsi sa capacité à pomper le sang à travers votre corps. Cette action renforce les muscles cardiaques, réduit la charge sur le cœur et abaisse la pression artérielle, réduisant ainsi le risque de développer des maladies cardiovasculaires telles que l'hypertension et les maladies coronariennes.

De plus, l'exercice contribue à réguler les niveaux de cholestérol dans le sang, en augmentant le taux de HDL (lipoprotéines de haute densité) bénéfiques tout en réduisant le taux de LDL (lipoprotéines de basse densité) nocives. Cette modulation du profil lipidique aide à prévenir l'accumulation de plaque dans les artères, réduisant ainsi le risque de formation de caillots sanguins et de blocages artériels, des facteurs de risque majeurs de crises cardiaques et d'accidents vasculaires cérébraux.

De manière intéressante, l'exercice favorise également la régulation du poids corporel et de la composition corporelle, des aspects cruciaux pour maintenir une santé cardiovasculaire optimale. En brûlant des calories et en favorisant la combustion des graisses, l'activité physique contribue à réduire l'excès de graisse corporelle, qui est associé à un risque accru de maladies cardiaques et métaboliques. De plus, la pratique régulière de l'exercice améliore la sensibilité à l'insuline, favorisant ainsi le contrôle de la glycémie et réduisant le risque de diabète de type 2, une condition souvent liée aux maladies cardiovasculaires.

En résumé, l'exercice joue un rôle multifactoriel dans la promotion d'une santé cardiovasculaire optimale, agissant à la fois sur la fonction cardiaque, le profil lipidique, le poids corporel et la régulation métabolique. En intégrant des séances d'entraînement régulières et variées dans votre routine quotidienne, vous pouvez renforcer votre système cardiovasculaire, réduire les facteurs de risque de maladies cardiaques et améliorer votre qualité de vie globale.

## Types d'exercices recommandés :

L'importance de choisir les bons types d'exercices ne peut être sous-estimée lorsqu'il s'agit de favoriser une bonne santé cardiovasculaire. Voici quelques recommandations spécifiques pour les différents types d'exercices :

- Exercices d'aérobie : Ces exercices sont essentiels pour renforcer votre système cardiovasculaire en augmentant votre fréquence cardiaque et votre capacité pulmonaire. Ils comprennent des activités telles que la marche rapide, la course à pied, la natation, le vélo et la danse. Essayez de choisir des activités que vous appréciez afin de rester motivé et engagé dans votre programme d'exercices.
- Entraînement en force : L'entraînement en force est crucial pour renforcer les muscles, améliorer la densité osseuse et stimuler le métabolisme. Les exercices de musculation peuvent inclure des poids libres, des machines de musculation, des bandes de résistance ou simplement utiliser votre propre poids corporel. Veillez à inclure des exercices ciblant tous les groupes musculaires majeurs, comme les squats, les pompes, les fentes et les exercices d'haltères.
- Exercices de flexibilité et d'équilibre : Ces types d'exercices aident à maintenir la souplesse des articulations, à améliorer l'équilibre et à réduire le risque de chutes, en particulier chez les personnes âgées. Des activités telles que le yoga, le tai-chi, les étirements et les exercices de stabilité peuvent être bénéfiques. Essayez d'intégrer ces exercices dans votre routine d'entraînement pour une approche holistique de la santé physique.

En incorporant une variété d'exercices dans votre programme d'entraînement, vous pouvez cibler différents aspects de la santé cardiovasculaire et améliorer votre condition physique globale. N'oubliez pas de consulter un professionnel de la santé ou un entraîneur personnel avant de commencer un nouveau programme d'exercices, surtout si vous avez des problèmes de santé préexistants.

## Conseils pour intégrer l'activité physique dans votre quotidien :

Intégrer davantage d'activité physique dans votre quotidien peut sembler difficile, mais avec quelques ajustements simples et une planification stratégique, vous pouvez y parvenir. Voici quelques conseils pratiques pour vous aider à intégrer plus d'exercice dans votre vie :

- Trouvez des activités que vous aimez : La clé pour rester actif est de choisir des activités que vous appréciez. Que ce soit la danse, la randonnée, le vélo ou le jardinage, trouvez quelque chose qui vous motive et vous rend heureux. Par exemple, si vous aimez la musique, envisagez de rejoindre des cours de danse ou de zumba pour vous entraîner tout en vous amusant.

- 

- Faites de l'exercice en famille : Impliquer toute la famille dans des activités physiques peut être une excellente façon de rester motivé et de passer du temps de qualité ensemble. Organisez des balades à vélo, des randonnées en famille ou des séances de jeu actives dans le jardin.

- 

- Ces moments partagés renforceront les liens familiaux tout en favorisant la santé de chacun.

- Intégrez l'exercice dans votre routine quotidienne : Trouvez des moyens simples d'ajouter de l'exercice à votre quotidien. Par exemple, optez pour les escaliers au lieu de l'ascenseur, marchez ou faites du vélo pour vous rendre au travail si c'est possible, ou faites une pause active pendant votre pause déjeuner en marchant autour du pâté de maisons.

- 

- Fixez-vous des objectifs réalistes : Établissez des objectifs d'activité physique réalisables et mesurables. Par exemple,

visez à marcher 10 000 pas par jour, à faire de l'exercice pendant au moins 30 minutes la plupart des jours de la semaine, ou à participer à un événement sportif local, comme une course de 5 km.
- Variez votre routine : Pour éviter l'ennui et maximiser les bienfaits pour la santé, alternez entre différents types d'exercices, intensités et environnements. Essayez de nouvelles activités, explorez de nouveaux sentiers de randonnée ou rejoignez des classes d'exercices variées pour stimuler votre motivation et votre intérêt.

## Ressources : Applications et outils pour suivre votre activité physique :

Les avancées technologiques offrent désormais une multitude d'outils et d'applications qui peuvent vous aider à suivre votre activité physique, à rester motivé et à atteindre vos objectifs de santé. Voici quelques ressources populaires et utiles :
- Applications de suivi de l'activité physique : exemples parmi des dizaines :
    - *Fitbit* : Cette application est conçue pour fonctionner avec les dispositifs Fitbit, qui mesurent votre activité quotidienne, votre sommeil et votre fréquence cardiaque. Elle vous permet de suivre vos progrès, de fixer des objectifs personnalisés et de participer à des défis avec d'autres utilisateurs.
    - *MyFitnessPal* : MyFitnessPal est une application de suivi de la nutrition et de l'exercice qui vous permet de suivre votre consommation alimentaire, votre poids, vos séances d'entraînement et vos progrès. Vous pouvez également vous connecter avec des amis pour partager vos succès et vous motiver mutuellement.
- Appareils portables et trackers d'activité : ( 2 exemples parmi des dizaines)
    - *Apple Watch* : L'Apple Watch propose une variété de fonctionnalités de suivi de la santé, y compris le suivi de l'activité physique, la surveillance de la fréquence

cardiaque, et même la détection des chutes et la surveillance de l'électrocardiogramme. Elle peut également vous encourager à rester actif en vous envoyant des rappels pour bouger et en vous récompensant pour vos réalisations.

- *Garmin* : Les montres et trackers Garmin offrent un suivi avancé de l'activité physique, y compris la distance parcourue, les calories brûlées, les minutes actives et les étages grimpés. Ils sont également équipés de fonctionnalités de suivi du sommeil et de la fréquence cardiaque pour une vue d'ensemble complète de votre santé.

# Chapitre 6 : Gestion du poids et du stress

La gestion du poids et du stress joue un rôle crucial dans la promotion d'une santé cardiovasculaire optimale. Ce chapitre explore l'importance de maintenir un poids santé et de gérer efficacement le stress, en fournissant des conseils pratiques et des stratégies pour y parvenir.

## Lien entre le poids, le stress et la santé cardiovasculaire :

Le lien entre le poids, le stress et la santé cardiovasculaire est profondément interconnecté et mérite une attention particulière. Voici une exploration détaillée de cette relation complexe :
Impact du poids sur la santé cardiovasculaire :
L'excès de poids, en particulier l'obésité abdominale, est un facteur de risque majeur pour le développement de maladies cardiovasculaires telles que les maladies coronariennes, l'hypertension artérielle et les accidents vasculaires cérébraux.

L'accumulation de graisse autour des organes vitaux peut entraîner une inflammation chronique, une résistance à l'insuline et des perturbations métaboliques, augmentant ainsi la pression artérielle et les taux de cholestérol, contribuant ainsi au développement de l'athérosclérose.

Exemple 1 - Impact de l'obésité sur la pression artérielle :
Un exemple concret de cet impact est l'effet de l'obésité sur la pression artérielle. L'excès de poids exerce une pression supplémentaire sur les parois des vaisseaux sanguins, augmentant ainsi la résistance vasculaire et provoquant une augmentation de la pression artérielle. Cette hypertension artérielle chronique peut endommager les vaisseaux sanguins et augmenter considérablement le risque de maladies cardiovasculaires, d'accidents vasculaires cérébraux et de problèmes rénaux.

Impact du stress sur la santé cardiovasculaire :
Le stress chronique, qu'il soit d'origine professionnelle, sociale ou personnelle, peut également exercer un effet néfaste sur la santé cardiovasculaire. Le stress prolongé déclenche une réaction de "lutte ou fuite" dans le corps, libérant des hormones de stress telles que le cortisol et l'adrénaline. Ces hormones peuvent entraîner une augmentation de la fréquence cardiaque, de la pression artérielle et du taux de sucre dans le sang, mettant ainsi une pression supplémentaire sur le système cardiovasculaire.

Exemple 2 - Impact du stress chronique sur les hormones de stress :
Un exemple illustrant cet impact est la relation entre le stress chronique et la libération continue de cortisol. Un niveau élevé de cortisol dans le sang peut augmenter l'appétit, favoriser le stockage des graisses abdominales et augmenter la résistance à l'insuline, ce qui contribue à l'obésité et aux troubles métaboliques. De plus, le stress chronique peut également entraîner des comportements malsains tels que la suralimentation, la consommation d'aliments riches en graisses et en sucres, et la sédentarité, exacerbant ainsi les risques pour la santé cardiovasculaire.

Conseils pour les lecteurs :

- Adoptez une approche holistique de la gestion du poids et du stress, en intégrant des stratégies nutritionnelles, d'activité physique et de gestion du stress dans votre quotidien.
- Consultez un professionnel de la santé pour obtenir un plan personnalisé de gestion du poids et du stress, en tenant

compte de vos besoins individuels et de votre historique
médical.
- Pratiquez des techniques de relaxation et de gestion du stress
telles que la méditation, la respiration profonde, le yoga ou la
pleine conscience pour réduire les effets néfastes du stress
sur votre santé cardiovasculaire.
- Adoptez des habitudes alimentaires saines et équilibrées, en
privilégiant les aliments riches en nutriments et en fibres tout
en limitant les aliments transformés, riches en sucres ajoutés
et en graisses saturées.
- Faites de l'exercice régulièrement pour maintenir un poids
santé, réduire le stress et renforcer votre santé
cardiovasculaire. Choisissez des activités physiques que vous
appréciez et intégrez-les dans votre routine quotidienne de
manière réaliste et durable.

## Techniques de gestion du poids et du stress compatibles avec le régime TLC :

La gestion du poids et du stress est cruciale pour maintenir une santé
cardiovasculaire optimale. Voici des approches pratiques qui
s'alignent avec les principes du régime TLC :
- Contrôle des portions et sélection d'aliments équilibrés :
    - Apprenez à estimer les portions en utilisant des
    repères visuels comme la taille de votre paume de
    main pour les protéines et de votre poing pour les
    féculents.
    - Optez pour des aliments riches en nutriments et
    faibles en calories, tels que les légumes verts feuillus,
    les fruits frais, les protéines maigres comme le poulet
    et le poisson, et les grains entiers comme le quinoa et
    l'avoine.
    - Limitez les aliments transformés riches en sucres
    ajoutés et en graisses saturées, et privilégiez les
    options plus naturelles et non transformées.
- Gestion du stress par des pratiques de relaxation et de pleine
conscience :

- Intégrez des activités relaxantes dans votre routine quotidienne, comme la méditation, le yoga ou la marche dans la nature, pour réduire le niveau de cortisol et favoriser la détente.
- Pratiquez la pleine conscience en étant attentif à vos pensées et émotions sans les juger, ce qui peut vous aider à mieux gérer les situations stressantes et à prévenir les comportements alimentaires impulsifs.
- Trouvez des moyens sains de faire face au stress, comme écouter de la musique apaisante, prendre un bain chaud ou écrire dans un journal de gratitude pour mettre en perspective les défis de la vie.

## Importance du sommeil pour la santé globale :

Le sommeil joue un rôle fondamental dans la gestion du poids, la réduction du stress et la promotion d'une santé cardiovasculaire optimale. Voici pourquoi il est crucial de prioriser une bonne qualité de sommeil :

- Récupération physique et régulation des hormones :
  - Pendant le sommeil, le corps se répare et se régénère, favorisant la récupération musculaire et la réparation des tissus. Des niveaux suffisants de sommeil contribuent à maintenir un métabolisme équilibré et à réguler les hormones de la faim et de la satiété, ce qui peut aider à contrôler l'appétit et à favoriser la perte de poids.
  - En revanche, un sommeil insuffisant ou de mauvaise qualité peut perturber ces processus, entraînant un déséquilibre hormonal qui peut favoriser la prise de poids et augmenter le risque de maladies cardiovasculaires.
- Gestion du stress et santé mentale :
  - Le sommeil joue également un rôle crucial dans la gestion du stress et la santé mentale. Un sommeil de

qualité contribue à réguler les émotions, à renforcer la résilience au stress et à favoriser une humeur positive.
- D'autre part, un manque de sommeil peut augmenter la sensibilité au stress, aggraver les symptômes de l'anxiété et de la dépression, et compromettre la capacité à faire face aux défis quotidiens.

Conseils pour améliorer la qualité du sommeil :
- Établissez une routine de sommeil régulière en allant vous coucher et en vous réveillant à la même heure chaque jour, même le week-end.
- Créez un environnement propice au sommeil en maintenant une température fraîche et confortable dans la chambre, en éliminant les sources de bruit et de lumière, et en investissant dans un matelas et des oreillers de qualité.
- Limitez la consommation de stimulants comme la caféine et la nicotine en fin de journée, et évitez les repas lourds ou riches en sucre avant le coucher.
- Pratiquez des techniques de relaxation comme la méditation, la respiration profonde ou le yoga pour calmer l'esprit et préparer le corps au repos.
- Si vous rencontrez des problèmes persistants de sommeil, consultez un professionnel de la santé pour obtenir des conseils et des traitements appropriés.

# Chapitre 7 : Suivi et maintien du régime TLC

Ce chapitre aborde l'importance du suivi régulier de votre régime TLC et fournit des conseils pratiques pour maintenir votre engagement et atteindre vos objectifs à long terme.

## Conseils pour rester motivé et engagé :

Maintenir sa motivation tout au long du parcours de régime TLC peut être un défi, mais c'est essentiel pour atteindre ses objectifs de santé à long terme. Voici quelques conseils pratiques pour rester motivé et engagé :

- Fixez des objectifs spécifiques et réalisables : Plutôt que de viser un objectif général comme "perdre du poids", définissez des objectifs spécifiques et mesurables, comme "manger cinq portions de fruits et légumes par jour" ou "faire de l'exercice pendant 30 minutes, trois fois par semaine". Cela rendra vos objectifs plus tangibles et plus faciles à suivre.
- Créez un plan d'action concret : Établissez un plan d'action détaillé pour atteindre vos objectifs, en identifiant les étapes spécifiques que vous devez suivre et les ressources dont vous aurez besoin pour réussir. Par exemple, si votre objectif est de cuisiner plus de repas à la maison, planifiez à l'avance vos menus hebdomadaires et faites une liste de courses avant d'aller au supermarché.
- Trouvez des sources d'inspiration : Cherchez des sources d'inspiration qui vous motivent à rester sur la bonne voie. Cela pourrait être des photos avant et après, des histoires de réussite de personnes ayant suivi le régime TLC, ou même des citations inspirantes que vous affichez quelque part où vous les verrez tous les jours.
- Trouvez un partenaire de responsabilité : Trouvez un ami, un membre de la famille ou un collègue qui partage vos objectifs de santé et engagez-vous à vous soutenir mutuellement. Vous pouvez vous encourager, partager vos progrès et vous responsabiliser les uns les autres lorsque vous avez du mal à rester sur la bonne voie.

Témoignage :

"Avant de commencer le régime TLC, je me sentais constamment fatigué et léthargique, et je luttais avec mon poids depuis des années. Mais après avoir commencé à suivre les principes du régime TLC et à faire de petits changements progressifs dans mon mode de vie, j'ai commencé à voir des résultats incroyables.

Ce qui m'a vraiment aidé à rester motivé, c'est de me fixer des objectifs réalistes et de les suivre pas à pas. Plutôt que de me concentrer sur la perte de poids à court terme, je me suis concentré sur des habitudes saines que je pouvais intégrer dans ma vie quotidienne, comme faire plus d'exercice et manger plus de légumes.

Je ne dis pas que c'était facile - il y a eu des moments où j'ai été tenté de revenir à mes anciennes habitudes alimentaires ou de sauter une séance d'entraînement. Mais en restant concentré sur mes objectifs à long terme et en me rappelant les raisons pour lesquelles j'ai commencé ce voyage, j'ai réussi à surmonter ces défis et à atteindre mes objectifs de santé."

## Mesures de suivi et d'évaluation des progrès :

Le suivi régulier de votre régime TLC est essentiel pour évaluer vos progrès, identifier les domaines à améliorer et rester sur la bonne voie pour atteindre vos objectifs de santé. Voici des conseils détaillés pour optimiser votre suivi et votre évaluation :

- Utilisation d'un journal alimentaire exhaustif : Prenez le temps de noter chaque aliment que vous consommez, ainsi que les portions et les circonstances entourant vos repas. Au lieu de simplement énumérer les aliments, détaillez également vos émotions, vos sensations corporelles et l'environnement dans lequel vous avez mangé. Cela vous permettra de mieux comprendre vos habitudes alimentaires et de repérer les schémas qui pourraient nécessiter des ajustements.
- Exploration des émotions et des sensations liées à l'alimentation : Enregistrez vos sentiments avant, pendant et après les repas. Notez si vous mangez par faim physique ou par réaction émotionnelle. Identifiez les aliments qui déclenchent des réponses émotionnelles et explorez des alternatives saines pour répondre à ces besoins émotionnels sans compromettre votre régime TLC.
- Identification des facteurs déclencheurs de comportements alimentaires non souhaités : Recherchez les situations qui vous poussent à faire des choix alimentaires moins sains. Cela peut être le stress, l'ennui, la tristesse ou d'autres émotions. En identifiant ces déclencheurs, vous pourrez développer des stratégies pour les gérer de manière constructive sans céder à des habitudes alimentaires néfastes.
-

- Suivi de l'évolution des habitudes alimentaires : Revoyez régulièrement vos entrées dans votre journal pour évaluer vos progrès au fil du temps. Identifiez les changements positifs et les zones où des améliorations sont nécessaires. Célébrez vos réussites, même les petites, et utilisez les défis comme des occasions d'apprentissage pour mieux comprendre vos habitudes alimentaires et émotionnelles.
- Intégration d'outils numériques de suivi : En plus d'un journal alimentaire traditionnel, explorez les applications et les outils en ligne conçus pour le suivi de l'alimentation et de la santé. Ces outils peuvent offrir des fonctionnalités avancées telles que le suivi des calories, la création de graphiques de progression et la génération de rapports personnalisés pour vous aider à visualiser vos progrès et à rester motivé.
- 
- 

## Gérer les défis et les tentations :

La gestion efficace des défis et des tentations est cruciale pour maintenir la cohérence et la motivation dans votre régime TLC. Voici des conseils détaillés pour vous aider à surmonter ces obstacles :

- Anticiper et préparer aux défis courants : Identifiez les situations susceptibles de compromettre votre régime, telles que les repas au restaurant ou les fêtes entre amis, et prévoyez des solutions alternatives adaptées à ces circonstances. Par exemple, si vous savez que vous allez dîner au restaurant, consultez le menu à l'avance et choisissez des options santé ou proposez des endroits qui offrent des plats compatibles avec le régime TLC.
- Développer des alternatives saines : Préparez des collations santé et des repas équilibrés à emporter lorsque vous êtes en déplacement. Cela vous aidera à éviter les choix alimentaires impulsifs et à rester fidèle à vos objectifs nutritionnels. Par exemple, gardez des fruits frais ou des noix à portée de main pour les petites faims entre les repas, et planifiez vos repas à

l'avance pour éviter de céder à la tentation de commander des plats moins sains à emporter.

- Pratiquer la gestion du stress : Adoptez des techniques de relaxation comme la méditation, la respiration profonde ou le yoga pour faire face au stress sans recourir à la nourriture. Trouvez des moyens sains de vous détendre et de gérer vos émotions autrement. Par exemple, essayez de prendre une pause pour faire quelques respirations profondes ou une courte séance de méditation lorsque vous vous sentez stressé, au lieu de chercher du réconfort dans la nourriture.
- Faire appel à un réseau de soutien : Entourez-vous de personnes positives et encourageantes qui soutiennent vos objectifs de santé. Partagez vos défis avec eux et demandez leur soutien et leurs conseils pour vous aider à surmonter les moments difficiles. Par exemple, impliquez votre famille et vos amis dans votre démarche de mieux manger en planifiant des repas sains ensemble ou en partageant des recettes et des astuces.
- Cultiver la résilience : Acceptez que les écarts puissent arriver et faites preuve de compassion envers vous-même lorsque cela se produit. Apprenez de chaque expérience, reprenez-vous rapidement et réengagez-vous dans vos habitudes saines sans vous décourager. Par exemple, si vous avez un écart lors d'un repas, ne vous blâmez pas, mais plutôt analysez ce qui s'est passé et envisagez des stratégies pour éviter que cela ne se reproduise à l'avenir. Restez concentré sur vos objectifs à long terme et rappelez-vous que chaque petit pas compte dans votre parcours vers une meilleure santé.

## Gérer les défis et les tentations :

La gestion efficace des défis et des tentations est cruciale pour maintenir la cohérence et la motivation dans votre régime TLC. Voici des conseils détaillés pour vous aider à surmonter ces obstacles :

- Anticiper et préparer aux défis courants : Identifiez les situations susceptibles de compromettre votre régime, telles que les repas au restaurant ou les fêtes entre amis, et prévoyez des solutions alternatives adaptées à ces circonstances. Par exemple, si vous savez que vous allez dîner au restaurant, consultez le menu à l'avance et choisissez des options santé ou proposez des endroits qui offrent des plats compatibles avec le régime TLC.

- Développer des alternatives saines : Préparez des collations santé et des repas équilibrés à emporter lorsque vous êtes en déplacement. Cela vous aidera à éviter les choix alimentaires impulsifs et à rester fidèle à vos objectifs nutritionnels. Par exemple, gardez des fruits frais ou des noix à portée de main pour les petites faims entre les repas, et planifiez vos repas à l'avance pour éviter de céder à la tentation de commander des plats moins sains à emporter.

- Pratiquer la gestion du stress : Adoptez des techniques de relaxation comme la méditation, la respiration profonde ou le yoga pour faire face au stress sans recourir à la nourriture. Trouvez des moyens sains de vous détendre et de gérer vos émotions autrement. Par exemple, essayez de prendre une pause pour faire quelques respirations profondes ou une courte séance de méditation lorsque vous vous sentez stressé, au lieu de chercher du réconfort dans la nourriture.

- Faire appel à un réseau de soutien : Entourez-vous de personnes positives et encourageantes qui soutiennent vos objectifs de santé. Partagez vos défis avec eux et demandez leur soutien et leurs conseils pour vous aider à surmonter les moments difficiles. Par exemple, impliquez votre famille et vos amis dans votre démarche de mieux manger en planifiant des repas sains ensemble ou en partageant des recettes et des astuces.

- Cultiver la résilience : Acceptez que les écarts puissent arriver et faites preuve de compassion envers vous-même lorsque cela se produit. Apprenez de chaque expérience, reprenez-vous rapidement et réengagez-vous dans vos habitudes saines sans vous décourager. Par exemple, si vous avez un écart lors d'un repas, ne vous blâmez pas, mais plutôt analysez ce qui s'est passé et envisagez des stratégies pour éviter que cela ne se reproduise à l'avenir. Restez concentré sur vos objectifs à long terme et rappelez-vous que chaque petit pas compte dans votre parcours vers une meilleure santé.

Témoignage de Soazyc, mère active et lectrice assidue du régime TLC :

"Je m'appelle Soazyc, et je suis une mère de deux enfants en bas âge, jonglant entre les responsabilités familiales et une carrière exigeante. Lorsque mon médecin m'a informée de mes niveaux de cholestérol élevés et m'a recommandé d'adopter le régime TLC pour améliorer ma santé cardiovasculaire, j'ai ressenti un mélange d'appréhension et de détermination.

Trouver le temps et l'énergie pour préparer des repas sains et équilibrés tout en jonglant avec les exigences de ma vie de famille et de mon travail était un défi de taille. Cependant, avec l'aide  le régime TLC, j'ai trouvé des solutions pratiques pour intégrer ce mode de vie sain dans notre routine quotidienne.

En utilisant les exemples de menus hebdomadaires et les recettes délicieuses proposées dans le livre, j'ai pu planifier des repas nutritifs pour ma famille tout en respectant les principes du régime TLC. J'ai également appris à anticiper et à préparer des alternatives saines pour faire face aux défis alimentaires courants, comme les dîners au restaurant ou les goûters à l'école.

Plus important encore, le soutien et l'encouragement de ma famille ont été essentiels pour maintenir ma motivation et ma persévérance. Impliquer mes enfants dans la préparation des repas et les sensibiliser à l'importance d'une alimentation saine ont renforcé notre lien familial et les ont aidés à développer de bonnes habitudes alimentaires dès leur jeune âge.

Grâce à l'adoption du régime TLC , j'ai constaté des améliorations significatives dans mes niveaux de cholestérol et ma santé globale. Je suis reconnaissante pour cette nouvelle perspective sur la nutrition et pour les outils pratiques qui m'ont permis de prendre soin de moi-même et de ma famille de manière proactive."

## Ressources : Groupes de soutien et communautés en ligne pour le soutien continu

Trouver un soutien continu peut jouer un rôle crucial dans le maintien de vos objectifs de santé et de votre engagement envers le régime TLC. Voici quelques ressources et communautés en ligne qui peuvent vous offrir le soutien et l'inspiration dont vous avez besoin :

- Forums en ligne spécialisés : Rejoignez des forums de discussion dédiés au régime TLC où vous pourrez échanger des conseils, partager des expériences et trouver du soutien auprès d'autres personnes suivant également ce régime. Les forums en ligne offrent souvent une plateforme interactive pour poser des questions, trouver des recettes et se connecter avec une communauté engagée.
- Groupes de réseautage social : Recherchez des groupes sur les réseaux sociaux tels que Facebook ou Instagram qui se concentrent spécifiquement sur le régime TLC. Ces groupes peuvent être une source précieuse de motivation, d'encouragement et de partage d'idées. Vous pouvez y trouver des recettes, des conseils pratiques et des témoignages inspirants de personnes partageant vos objectifs de santé.
- Applications de suivi et de motivation : Utilisez des applications mobiles conçues pour le suivi de l'alimentation, de l'activité physique et de la santé cardiovasculaire. Ces applications peuvent vous aider à rester sur la bonne voie en enregistrant vos repas, vos exercices et vos progrès, et en vous fournissant des rappels et des encouragements personnalisés pour atteindre vos objectifs.

- Programmes de coaching en ligne : Explorez les programmes de coaching en ligne offrant un soutien personnalisé pour adopter et maintenir un mode de vie sain, y compris le régime TLC. Ces programmes peuvent vous fournir des conseils individualisés, des plans de repas personnalisés et un soutien émotionnel pour vous aider à atteindre vos objectifs de santé.
- Livres et ressources supplémentaires : Consultez d'autres livres, articles et ressources en ligne sur le régime TLC et la santé cardiovasculaire pour approfondir vos connaissances et trouver de nouvelles idées pour améliorer votre alimentation et votre mode de vie. Les bibliothèques locales, les librairies en ligne et les sites Web spécialisés sont d'excellentes sources pour découvrir une variété de ressources disponibles.

# Chapitre 8 : Développement personnel et bien-être

## 1. L'importance de l'équilibre dans la vie quotidienne

Dans ce premier sous-chapitre, nous plongeons dans le concept fondamental d'équilibre dans la vie quotidienne et son influence cruciale sur notre bien-être global. Reconnaître l'importance de l'équilibre implique de comprendre que chaque aspect de notre vie interagit et influence notre bien-être général de manière significative. Par exemple, un déséquilibre entre le travail et la vie personnelle peut entraîner un stress excessif et nuire à notre santé mentale. Les personnes qui consacrent trop de temps à leur carrière au détriment de leur vie personnelle peuvent ressentir un épuisement professionnel et une détérioration des relations interpersonnelles. De même, un manque d'équilibre dans nos habitudes alimentaires et notre activité physique peut avoir des conséquences néfastes sur notre santé physique. Par exemple, une alimentation déséquilibrée, riche en aliments transformés et pauvre en nutriments essentiels, peut entraîner un gain de poids, des problèmes de santé et une diminution de l'énergie.

En prenant conscience de l'importance de l'équilibre dans tous les aspects de notre vie, nous pouvons mieux comprendre l'impact de nos choix quotidiens sur notre bien-être général. Cela nous motive à chercher un équilibre sain et durable dans nos habitudes quotidiennes, ce qui peut favoriser une meilleure santé physique, mentale et émotionnelle à long terme.

## 2. Harmoniser les différentes sphères de la vie

Dans ce deuxième sous-chapitre, nous explorons des stratégies pratiques pour trouver un équilibre entre les différentes sphères de notre vie. L'harmonisation de ces sphères est essentielle pour assurer notre bien-être global. Voici quelques conseils et exemples concrets pour y parvenir :

- Gestion du temps et des priorités : Prenez le temps de planifier votre emploi du temps de manière à intégrer toutes les sphères importantes de votre vie. Par exemple, établissez une liste de tâches prioritaires pour chaque jour et assurez-vous d'allouer du temps à des activités qui vous permettent de vous ressourcer, comme la lecture, la méditation ou la pratique d'un hobby.
- Établissement de limites : Définissez des limites claires entre le travail et la vie personnelle en déterminant des plages horaires spécifiques pour chaque domaine. Par exemple, évitez de consulter vos e-mails professionnels en dehors des heures de travail et consacrez du temps de qualité à votre famille et à vos amis sans interruption.
- Pratiques de gestion du stress : Intégrez des pratiques de gestion du stress dans votre quotidien pour rester calme et équilibré, même dans les moments difficiles. Par exemple, prenez quelques minutes chaque jour pour pratiquer la respiration profonde ou la méditation, ou accordez-vous une pause dans la nature pour vous ressourcer.
- Trouver un équilibre alimentaire et physique : Adoptez une alimentation équilibrée en incluant une variété d'aliments nutritifs dans vos repas quotidiens. Planifiez vos repas à

l'avance pour éviter les choix alimentaires impulsifs et assurez-vous de faire de l'exercice régulièrement pour maintenir votre santé physique et mentale.

En harmonisant les différentes sphères de votre vie, vous pouvez créer un environnement propice à votre bien-être global. Cela vous permettra de vous sentir plus épanoui, équilibré et satisfait dans tous les aspects de votre vie.

# 3.Effets positifs sur la santé

Dans cette section, nous explorerons en profondeur les effets positifs sur la santé qui découlent d'un équilibre de vie, en mettant en lumière les avantages que cela peut apporter à notre bien-être physique, mental et émotionnel.

- Amélioration de la santé mentale : Un équilibre de vie sain peut avoir un impact significatif sur notre santé mentale. Des études ont montré que le maintien de relations sociales épanouissantes et d'une vie sociale équilibrée peut réduire le risque de dépression, d'anxiété et de stress. En passant du temps avec nos proches, en cultivant des intérêts et des activités qui nous passionnent, nous renforçons notre bien-être émotionnel et notre résilience face aux défis de la vie.
- Réduction du risque de maladies cardiovasculaires : Un équilibre travail-vie personnelle sain peut également contribuer à réduire le risque de maladies cardiovasculaires. Le stress chronique et le déséquilibre entre les exigences professionnelles et les besoins personnels peuvent augmenter la tension artérielle, augmenter le taux de cholestérol et augmenter le risque de développer des maladies cardiaques. En trouvant un équilibre entre le travail et la vie personnelle, en prenant le temps de se reposer, de se détendre et de prendre soin de soi, nous pouvons préserver la santé de notre cœur et de notre système cardiovasculaire.
- Amélioration de la qualité de vie : Vivre une vie équilibrée peut également améliorer notre qualité de vie globale. En

consacrant du temps à des activités qui nourrissent notre corps, notre esprit et notre âme, nous cultivons un sentiment de satisfaction et de bien-être. Cela peut se traduire par une meilleure qualité de sommeil, une plus grande énergie et une attitude plus positive envers la vie en général.

En résumé, un équilibre de vie sain est essentiel pour notre santé et notre bien-être global. En prenant soin de nos relations sociales, en trouvant un équilibre entre le travail et la vie personnelle, et en investissant du temps et de l'énergie dans des activités qui nous enrichissent, nous pouvons améliorer notre santé mentale, réduire notre risque de maladies cardiovasculaires et vivre une vie plus épanouie et satisfaisante.

# Chapitre 9 : Des Ressources Utiles

- Application de méditation : Petit BamBou
  - Bénéfice : Réduction du stress, amélioration de la concentration, relaxation profonde.
- Podcast de développement personnel : Les Déviations
  - Bénéfice : Inspiration, conseils pratiques, soutien émotionnel.
- Application de suivi de l'alimentation : Yazio
  - Bénéfice : Gestion du poids, amélioration de l'alimentation, suivi des nutriments.
- 
- Site web de yoga en ligne : Yoga Connect
  - Bénéfice : Souplesse, relaxation, renforcement musculaire.
- 
- Application de gestion du sommeil : Sleep Cycle
  - Bénéfice : Amélioration du sommeil, réduction de la fatigue, augmentation de l'énergie.
- 

- Livre sur la pleine conscience : "Cessez d'être gentil, soyez vrai" de Thomas d'Ansembourg
    - Bénéfice : Meilleure communication, gestion des émotions, relations harmonieuses.

- 

- Application de gestion du stress : Respirelax
    - Bénéfice : Réduction du stress, apaisement de l'esprit, relaxation profonde.

- 

- Site web de coaching sportif : La Route de la Forme
    - Bénéfice : Amélioration de la condition physique, perte de poids, tonification musculaire.

- 

- Podcast sur la nutrition : Les Pieds dans le Plat
    - Bénéfice : Éducation nutritionnelle, conseils alimentaires, recettes santé.

- 

- Application de gestion du temps : TimeTune
    - Bénéfice : Productivité, organisation, réduction du stress.

- 

- Site web de développement personnel : Osez Briller
    - Bénéfice : Motivation, inspiration, développement personnel.

- 

- Application de coaching de vie : HappyNess
    - Bénéfice : Clarification des objectifs, motivation, soutien personnalisé.

- 

- Podcast sur le bien-être : La Leçon
    - Bénéfice : Inspiration, conseils pratiques, soutien émotionnel.

- 

- Application de relaxation : Relax Melodies
    - Bénéfice : Relaxation, sommeil réparateur, réduction du stress.

- 

- Site web de coaching en nutrition : Le Nutritionniste Urbain

- Bénéfice : Éducation nutritionnelle, conseils alimentaires, soutien personnalisé.

- 

- Application de suivi de l'humeur : Moodpath
    - Bénéfice : Gestion des émotions, soutien psychologique, amélioration de la santé mentale.

- 

- Podcast sur la gestion du stress : Le Gratin
    - Bénéfice : Conseils pratiques, techniques de relaxation, soutien émotionnel.

- 

- Site web de développement personnel : DeveloppementPersonnel.org
    - Bénéfice : Éducation, inspiration, soutien.

- 

- Application de gestion du budget : Linxo
    - Bénéfice : Gestion financière, économies, réduction du stress lié à l'argent.

- 

- Site web de méditation guidée : Palima
    - Bénéfice : Réduction du stress, amélioration de la concentration, bien-être mental.

# Chapitre 10  : Conclusion

## Synthèse des principaux enseignements

Dans cette phase finale de notre parcours à travers le livre sur le régime TLC, prenons un moment pour réfléchir ensemble aux leçons importantes que nous avons partagées et aux objectifs que nous avons définis pour notre santé cardiovasculaire.

Chers lecteurs, vous avez parcouru un chemin remarquable en explorant les principes et les pratiques du régime TLC. Vous avez appris l'importance de choisir des aliments sains, de contrôler votre consommation de graisses et de cholestérol, et d'intégrer une activité physique régulière dans votre quotidien.

Rappelez-vous des objectifs essentiels du régime TLC que nous avons mis en avant : réduire le cholestérol LDL, adopter une alimentation équilibrée, et cultiver un mode de vie sain pour protéger notre santé cardiovasculaire contre les maladies.

En récapitulant ces enseignements, nous renforçons notre engagement envers une vie plus saine et plus équilibrée. Nous sommes sur la bonne voie pour réaliser nos objectifs de santé et pour vivre pleinement et durablement.

Continuez à appliquer ces principes dans votre vie quotidienne. Chaque petit pas que vous faites vers une meilleure santé compte énormément. Ensemble, nous pouvons atteindre nos objectifs et construire un avenir plus sain et plus heureux.

Merci de nous avoir accompagnés dans ce voyage. Vos efforts et votre dévouement pour votre bien-être sont véritablement inspirants. Continuez à progresser avec confiance et détermination. Vous êtes sur la voie du succès !

## Encouragements et engagements :

Alors que nous clôturons notre exploration du régime TLC, je tiens à vous adresser un encouragement sincère à maintenir votre motivation et votre engagement envers votre santé cardiovasculaire. Le chemin vers une meilleure santé n'est pas toujours facile, mais chaque petit pas que vous faites compte énormément. Continuez à vous fixer des objectifs réalistes et à progresser à votre rythme. Chaque effort que vous investissez dans votre bien-être vous rapproche un peu plus de vos objectifs de santé.

Je tiens également à exprimer ma profonde gratitude envers vous, nos précieux lecteurs, ainsi que tous ceux qui ont contribué à la création de ce livre. Votre intérêt et votre engagement envers votre santé sont véritablement inspirants, et c'est grâce à votre soutien que nous pouvons partager ces précieuses informations avec le monde. Continuez à vous investir dans votre santé, à rester curieux et à rechercher activement des moyens d'améliorer votre bien-être. Ensemble, nous formons une communauté dédiée à la santé et au bien-être, et ensemble, nous pouvons accomplir de grandes choses.

Merci encore pour votre soutien et votre dévouement. Que votre voyage vers une meilleure santé soit rempli de succès et de réalisations gratifiantes.

Bien à vous,


# FAQ


**Des questions rapides avec réponses rapides :**

- 1-Qu'est-ce que le régime TLC et en quoi consiste-t-il ?
- 2-Quels sont les principes de base du régime TLC ?
- 3-Quels aliments sont recommandés dans le régime TLC ?
- 4-Quels aliments doivent être évités dans le régime TLC ?
- 5-Quelle est la différence entre le régime TLC et d'autres régimes alimentaires ?
- 6-Quels sont les objectifs du régime TLC ?
- 7-Quels sont les bénéfices pour la santé associés au régime TLC ?
- 8-Qui peut suivre le régime TLC ?
- 9-Est-ce que le régime TLC convient aux personnes atteintes de certaines conditions médicales ?
- 10-Combien de temps faut-il suivre le régime TLC pour voir des résultats ?
- 11-Est-ce que le régime TLC aide à perdre du poids ?
- 12-Comment calculer les objectifs de consommation de graisses et de cholestérol dans le régime TLC ?
- 13-Comment planifier des repas équilibrés dans le cadre du régime TLC ?
- 14-Est-ce que le régime TLC implique de compter les calories ?
- 15-Quel est le rôle de l'exercice physique dans le régime TLC ?
- 16-Quels types d'exercices sont recommandés dans le cadre du régime TLC ?
- 17-Est-ce que le régime TLC nécessite de prendre des suppléments ?

- 18-Comment gérer les fringales tout en suivant le régime TLC ?
- 19-Quels sont les effets secondaires possibles du régime TLC ?
- 20-Est-ce que le régime TLC peut être suivi en famille ?
- 21-Comment éviter les pièges courants lors de l'adoption du régime TLC ?
- 22-Quelles ressources supplémentaires sont disponibles pour soutenir les personnes suivant le régime TLC ?
- 23-Est-ce que le régime TLC est adapté aux végétariens ou aux végétaliens ?
- 24-Comment adapter le régime TLC en fonction des préférences alimentaires personnelles ?
- 25-Est-ce que le régime TLC est recommandé pour les enfants ?
- 26-Quelle est la différence entre le régime TLC et le régime DASH ?
- 27-Est-ce que le régime TLC nécessite de consulter un professionnel de santé ?
- 28-Comment gérer les envies de sucre dans le cadre du régime TLC ?
- 29-Est-ce que le régime TLC peut aider à réduire le risque de maladies cardiovasculaires ?
- 30-Comment rester motivé et engagé lors de la mise en œuvre du régime TLC ?

## Question 1: Qu'est-ce que le régime TLC et en quoi consiste-t-il ?

Réponse :
Le régime TLC, ou "Therapeutic Lifestyle Changes", est un programme alimentaire conçu pour réduire le taux de cholestérol LDL (ou "mauvais cholestérol") et abaisser le risque de maladies cardiovasculaires. Il a été développé par le National Institutes of Health (NIH) des États-Unis et est largement recommandé par les professionnels de la santé pour son efficacité dans la gestion du cholestérol et la promotion d'une bonne santé cardiovasculaire.

Le régime TLC se concentre sur la réduction de l'apport en graisses saturées et en cholestérol, tout en encourageant la consommation d'aliments riches en fibres, en acides gras monoinsaturés et polyinsaturés, ainsi qu'en protéines maigres.

En suivant ce régime, les individus visent à réduire leur apport quotidien en cholestérol alimentaire à moins de 200 milligrammes par jour et à limiter leur apport en graisses saturées à moins de 7 % de leur apport calorique total.

Outre les recommandations nutritionnelles, le régime TLC intègre également d'autres changements de style de vie, tels que l'augmentation de l'activité physique, la gestion du poids, la limitation de la consommation d'alcool et l'arrêt du tabac.

Ces mesures combinées visent à améliorer la santé cardiovasculaire globale et à réduire les risques de maladies cardiaques.

En résumé, le régime TLC est un programme holistique axé sur la nutrition et le style de vie, conçu pour réduire les facteurs de risque cardiovasculaire et favoriser une meilleure santé globale.

Il met l'accent sur des choix alimentaires sains, une activité physique régulière et d'autres pratiques de vie saine pour aider les individus à atteindre leurs objectifs de santé.

## Question 2: Quels sont les principes de base du régime TLC ?

Réponse :

Les principes de base du régime TLC reposent sur plusieurs directives alimentaires et de style de vie visant à réduire le taux de cholestérol LDL et à promouvoir la santé cardiovasculaire. Voici les principes fondamentaux du régime TLC :

- Réduction de l'apport en graisses saturées et en cholestérol : Le régime TLC recommande de limiter la consommation de graisses saturées à moins de 7 % de l'apport calorique total et de réduire l'apport en cholestérol alimentaire à moins de 200 milligrammes par jour. Cela implique de choisir des sources de graisses saines, telles que les acides gras monoinsaturés et polyinsaturés, et de limiter les aliments riches en graisses saturées et en cholestérol, tels que les viandes grasses, les produits laitiers entiers et les aliments frits.

- Augmentation de la consommation de fibres : Les aliments riches en fibres, tels que les fruits, les légumes, les grains entiers, les légumineuses et les noix, sont encouragés dans le régime TLC en raison de leurs nombreux bienfaits pour la santé cardiovasculaire. Les fibres solubles peuvent aider à réduire le taux de cholestérol LDL en empêchant son absorption dans l'intestin.
- Contrôle des portions et des calories : Bien que le régime TLC ne nécessite pas de compter les calories, il encourage la modération dans les portions et la prise de conscience de l'apport calorique total. Cela peut aider à maintenir un poids santé et à réduire les risques de maladies cardiovasculaires.
- Promotion d'une activité physique régulière : Le régime TLC intègre également une composante d'activité physique, encourageant les individus à s'engager dans au moins 30 minutes d'exercice modéré la plupart des jours de la semaine. L'activité physique régulière est essentielle pour maintenir une bonne santé cardiovasculaire, renforcer le cœur et les muscles, et améliorer la circulation sanguine.
- Gestion du poids et du stress : Le régime TLC reconnaît l'importance de maintenir un poids santé et de gérer le stress pour une bonne santé cardiovasculaire. Il encourage les individus à adopter des stratégies de gestion du poids telles que la surveillance de l'alimentation et de l'activité physique, ainsi que des techniques de gestion du stress telles que la méditation, la respiration profonde et le yoga.

# Question 3: Quels aliments sont recommandés dans le régime TLC ?

Réponse :
Dans le cadre du régime TLC, plusieurs types d'aliments sont recommandés pour favoriser une meilleure santé cardiovasculaire et réduire le risque de maladies cardiaques. Voici une liste des principaux aliments recommandés dans le régime TLC :
- Fruits et légumes : Les fruits et légumes sont riches en fibres, en vitamines, en minéraux et en antioxydants, ce qui en fait des éléments essentiels d'un régime alimentaire sain. Ils

constituent une source importante de nutriments et peuvent aider à réduire le risque de maladies cardiovasculaires.

- Céréales complètes : Les céréales complètes, telles que le pain complet, le riz brun, les pâtes complètes et l'avoine, sont riches en fibres et en nutriments. Elles aident à réguler la glycémie, à favoriser la digestion et à maintenir un poids santé.
- Produits laitiers faibles en matières grasses : Les produits laitiers faibles en matières grasses, tels que le lait écrémé, le yaourt à faible teneur en matières grasses et le fromage cottage, sont une source importante de calcium et de protéines. Ils aident à maintenir des os forts et une masse musculaire adéquate.
- Protéines maigres : Les protéines maigres, comme le poulet sans peau, la dinde, le poisson, les œufs et les légumineuses, sont des sources de protéines de haute qualité avec peu de graisses saturées.
- Elles contribuent au développement musculaire et à la santé générale.
- 
- Graisses saines : Les graisses saines, telles que les acides gras monoinsaturés et polyinsaturés présents dans les avocats, les noix, les graines et les huiles végétales (comme l'huile d'olive et l'huile de canola), sont favorisées dans le régime TLC.
- Elles aident à réduire le cholestérol LDL et à maintenir une santé cardiovasculaire optimale.
- 

## Question 4: Quels aliments doivent être évités dans le régime TLC ?

Réponse :
Dans le régime TLC, certains aliments sont à éviter ou à limiter afin de réduire le risque de maladies cardiovasculaires et de favoriser une meilleure santé globale. Voici une liste des principaux aliments à éviter dans le cadre du régime TLC :

- Aliments riches en graisses saturées : Les aliments riches en graisses saturées, tels que les viandes grasses, les charcuteries, le beurre, la crème, les fromages gras et les produits laitiers entiers, doivent être limités. Ces aliments peuvent augmenter le taux de cholestérol LDL dans le sang et accroître le risque de maladies cardiovasculaires.
- Aliments riches en cholestérol : Les aliments riches en cholestérol alimentaire, comme les œufs, le foie, les abats et les crustacés, doivent être consommés avec modération dans le cadre du régime TLC. Bien que le cholestérol alimentaire ne soit pas aussi nocif que les graisses saturées, sa consommation excessive peut contribuer à une élévation du taux de cholestérol LDL.
- Aliments transformés et fast-foods : Les aliments transformés, riches en sucres ajoutés, en graisses trans et en additifs artificiels, ainsi que les repas fast-foods, sont à éviter dans le régime TLC. Ils sont souvent pauvres en nutriments essentiels et riches en calories vides, ce qui peut contribuer à une prise de poids et à des problèmes de santé.
- Boissons sucrées et alcool : Les boissons sucrées, comme les sodas, les jus de fruits industriels et les boissons énergisantes, ainsi que l'alcool, doivent être consommées avec modération dans le cadre du régime TLC. Ils sont riches en sucres ajoutés, en calories et peuvent augmenter le risque de prise de poids et de problèmes de santé.

## Question 5: Quel est l'impact de l'exercice physique sur le régime TLC ?

Réponse :
L'exercice physique joue un rôle crucial dans le régime TLC en complément des recommandations nutritionnelles pour améliorer la santé cardiovasculaire et réduire le risque de maladies cardiaques. Voici quelques-uns des impacts de l'exercice physique dans le cadre du régime TLC :

- Amélioration du profil lipidique : L'exercice régulier peut contribuer à augmenter les niveaux de cholestérol HDL (ou "bon cholestérol") et à réduire les niveaux de cholestérol

LDL (ou "mauvais cholestérol"), ce qui favorise une meilleure santé cardiovasculaire.

- Contrôle du poids : L'activité physique régulière aide à brûler des calories, à augmenter le métabolisme et à favoriser la perte de poids ou le maintien d'un poids santé. Cela est particulièrement important dans le cadre du régime TLC, où le contrôle du poids joue un rôle crucial dans la réduction des facteurs de risque cardiovasculaire.
- Réduction de la pression artérielle : L'exercice physique régulier peut contribuer à abaisser la pression artérielle, ce qui réduit le risque de maladies cardiovasculaires telles que l'hypertension.
- Amélioration de la circulation sanguine : L'exercice favorise une meilleure circulation sanguine, ce qui aide à fournir plus efficacement de l'oxygène et des nutriments aux muscles et aux organes, tout en éliminant les déchets métaboliques.
- Gestion du stress : L'activité physique peut agir comme un moyen efficace de gestion du stress, en libérant des endorphines et en améliorant l'humeur. Cela peut contribuer à réduire les niveaux de stress et à favoriser une meilleure santé mentale dans le cadre du régime TLC.

# Question 6: Quels sont les bénéfices potentiels du régime TLC pour la santé cardiovasculaire ?

Réponse :
Le régime TLC présente de nombreux bénéfices potentiels pour la santé cardiovasculaire en raison de son approche axée sur la réduction des facteurs de risque de maladies cardiaques. Voici quelques-uns des principaux bénéfices associés au régime TLC :

- Réduction du cholestérol LDL : Le régime TLC vise à réduire la consommation de graisses saturées et de cholestérol alimentaire, ce qui peut contribuer à abaisser les niveaux de cholestérol LDL dans le sang. Cela réduit le risque de formation de plaques dans les artères et de développement de maladies cardiovasculaires.

- Augmentation du cholestérol HDL : En privilégiant les graisses saines et en intégrant des aliments riches en acides gras oméga-3, le régime TLC peut favoriser une augmentation des niveaux de cholestérol HDL, souvent considéré comme le "bon cholestérol". Cela contribue à protéger le cœur et les vaisseaux sanguins contre les dommages et les maladies.
- Contrôle de la pression artérielle : Le régime TLC encourage la consommation d'aliments riches en potassium, en calcium et en magnésium, ainsi que la réduction de la consommation de sodium, ce qui peut aider à réguler la pression artérielle. Une pression artérielle équilibrée réduit le risque d'hypertension et de complications cardiovasculaires.
- Gestion du poids : En mettant l'accent sur une alimentation équilibrée, riche en fibres, en protéines maigres et en aliments à faible indice glycémique, le régime TLC favorise la satiété et le contrôle de l'appétit, ce qui peut aider à maintenir un poids santé. Un poids stable contribue à réduire le risque de maladies cardiovasculaires et d'autres problèmes de santé liés à l'obésité.
- Amélioration de la santé globale : En plus de ses effets bénéfiques sur la santé cardiovasculaire, le régime TLC peut également contribuer à améliorer la santé globale en fournissant une gamme complète de nutriments essentiels. Une alimentation équilibrée et nutritive renforce le système immunitaire, favorise une peau saine, des cheveux forts et une meilleure digestion.

## Question 7: Le régime TLC est-il adapté à tout le monde ?

Réponse :
Le régime TLC est une approche nutritionnelle axée sur la réduction du cholestérol LDL et la promotion d'une meilleure santé cardiovasculaire. Bien qu'il offre de nombreux avantages, il n'est peut-être pas adapté à tout le monde. Voici quelques considérations à prendre en compte :

- État de santé actuel : Avant d'adopter le régime TLC, il est important de prendre en compte votre état de santé actuel. Certaines conditions médicales peuvent nécessiter des modifications spécifiques dans l'alimentation, et il est essentiel de consulter un professionnel de la santé pour déterminer si le régime TLC convient à votre situation.
- Besoins nutritionnels individuels : Les besoins nutritionnels varient d'une personne à l'autre en fonction de l'âge, du sexe, du poids, de l'activité physique et des antécédents médicaux. Il est important de personnaliser le régime TLC en fonction de vos besoins spécifiques et de consulter un nutritionniste ou un diététicien pour obtenir des recommandations adaptées.
- Préférences alimentaires : Le succès à long terme d'un régime alimentaire dépend souvent de la capacité à maintenir des habitudes alimentaires durables. Si vous avez des préférences alimentaires particulières ou des restrictions alimentaires, il est essentiel d'adapter le régime TLC en conséquence pour qu'il soit réaliste et satisfaisant à long terme.
- Engagement et motivation : Comme pour tout régime alimentaire, le succès du régime TLC dépend de l'engagement et de la motivation de l'individu à suivre les recommandations alimentaires et à apporter des changements durables à son mode de vie. Il est important de s'engager pleinement dans le processus et de rester motivé pour obtenir des résultats significatifs.

## Question 8: Le régime TLC est-il efficace pour perdre du poids ?

Réponse :
Le régime TLC n'est pas principalement conçu comme un régime de perte de poids, mais plutôt comme une approche nutritionnelle axée sur la réduction du cholestérol LDL et la promotion d'une meilleure santé cardiovasculaire. Cependant, en raison de ses principes alimentaires équilibrés et de sa promotion d'une alimentation saine et diversifiée, il peut entraîner une perte de poids chez certaines personnes. Voici quelques points à considérer :

- Composition nutritionnelle : Le régime TLC met l'accent sur la consommation de graisses saines, de fibres, de protéines maigres et de glucides complexes, ce qui peut favoriser la satiété et le contrôle de l'appétit. En réduisant la consommation de graisses saturées et de sucres ajoutés, il peut contribuer à la réduction de l'apport calorique et à la perte de poids.
- Contrôle des portions : Le régime TLC encourage également le contrôle des portions et la prise de conscience de ce que l'on mange. En surveillant les quantités et en favorisant une alimentation équilibrée, il peut aider à limiter la surconsommation et à favoriser la perte de poids.
- Promotion de l'activité physique : Bien que le régime TLC se concentre principalement sur l'alimentation, il encourage également l'activité physique régulière, ce qui peut contribuer à la dépense calorique et à la perte de poids. En intégrant l'exercice physique à votre routine quotidienne, vous pouvez maximiser les effets bénéfiques du régime TLC sur la perte de poids et la santé cardiovasculaire.
- Personnalisation : Il est important de noter que l'efficacité du régime TLC pour perdre du poids peut varier d'une personne à l'autre en fonction de divers facteurs individuels tels que le métabolisme, l'activité physique, les habitudes alimentaires antérieures et les antécédents médicaux. Il est recommandé de consulter un professionnel de la santé ou un nutritionniste pour obtenir des conseils personnalisés et adaptés à vos besoins spécifiques.

## Question 9: Quels aliments sont recommandés dans le régime TLC et lesquels devraient être évités ?

Réponse  :
Dans le cadre du régime TLC (Therapeutic Lifestyle Changes), certains aliments sont recommandés tandis que d'autres devraient être limités ou évités. Voici un aperçu des principales recommandations alimentaires du régime TLC :
Aliments recommandés :

- Fruits et légumes : Ils constituent une source importante de fibres, de vitamines, de minéraux et d'antioxydants. Optez pour une variété de couleurs et de types de fruits et légumes pour obtenir un large éventail de nutriments.
- Aliments riches en fibres : Les aliments complets, tels que les céréales complètes, les légumineuses, les noix et les graines, sont riches en fibres solubles, qui peuvent aider à réduire le cholestérol LDL.
- Protéines maigres : Choisissez des sources de protéines maigres, telles que les poissons gras (saumon, maquereau), les volailles sans peau, les œufs, le tofu et les légumineuses. Limitez la consommation de viandes grasses et de charcuteries.
- Graisses saines : Privilégiez les graisses insaturées, telles que celles présentes dans les avocats, les noix, les graines, l'huile d'olive et les poissons gras, comme le saumon et le thon.
- Produits laitiers faibles en gras : Choisissez des options laitières faibles en gras ou sans gras, comme le lait écrémé, le yaourt grec faible en gras et le fromage à faible teneur en matières grasses.

Aliments à éviter ou à limiter :
- Graisses saturées et trans : Limitez la consommation d'aliments riches en graisses saturées et en gras trans, tels que les aliments frits, les produits de boulangerie industriels, les viandes grasses, le beurre et les aliments transformés.
- Cholestérol alimentaire : Réduisez la consommation d'aliments riches en cholestérol, comme les œufs, le foie, les crustacés et les viandes grasses.
- Sodium : Limitez la consommation de sodium en évitant les aliments transformés, les snacks salés et en choisissant des options faibles en sodium lorsque c'est possible.

## Question 10: Comment puis-je calculer mes objectifs de consommation de graisses et de cholestérol dans le cadre du régime TLC ?

Réponse :

Calculer vos objectifs de consommation de graisses et de cholestérol dans le cadre du régime TLC peut vous aider à suivre efficacement les recommandations nutritionnelles pour améliorer votre santé cardiovasculaire. Voici comment vous pouvez procéder :

- Déterminez vos besoins caloriques : Commencez par estimer vos besoins caloriques quotidiens en fonction de votre âge, de votre sexe, de votre poids, de votre taille et de votre niveau d'activité physique. Vous pouvez utiliser des calculateurs en ligne ou consulter un professionnel de la santé pour obtenir une estimation précise.

## Question 11 : Est-ce que le régime TLC aide à perdre du poids ?

Réponse :
Le régime TLC est principalement conçu pour aider à réduire le cholestérol et à améliorer la santé cardiovasculaire, mais il peut également contribuer à la perte de poids chez certaines personnes. En limitant la consommation de graisses saturées et de cholestérol, et en favorisant la consommation d'aliments riches en nutriments et faibles en calories, le régime TLC peut créer un déficit calorique qui peut entraîner une perte de poids, en particulier lorsqu'il est combiné avec une activité physique régulière.
Cependant, il est important de noter que la perte de poids peut varier d'une personne à l'autre en fonction de facteurs tels que le métabolisme individuel, le niveau d'activité physique, et d'autres habitudes de vie. De plus, le régime TLC met l'accent sur la santé cardiovasculaire plutôt que sur la perte de poids, il est donc recommandé de consulter un professionnel de santé pour obtenir des conseils personnalisés sur la gestion du poids dans le cadre du régime TLC.

## Question 12 : Comment calculer les objectifs de consommation de graisses et de cholestérol dans le régime TLC ?

Réponse :

Le calcul des objectifs de consommation de graisses et de cholestérol dans le régime TLC est basé sur les lignes directrices spécifiques établies par le National Cholesterol Education Program (NCEP). Voici les étapes générales pour calculer ces objectifs :

- Déterminer le niveau de risque : Le régime TLC propose différentes recommandations en fonction du niveau de risque cardiovasculaire d'une personne, qui peut être évalué en fonction de facteurs tels que l'âge, le sexe, les antécédents médicaux, et les niveaux de cholestérol.
- Calculer les objectifs de consommation de graisses : Les objectifs de consommation de graisses sont généralement exprimés en pourcentage des calories totales. Par exemple, le régime TLC recommande de limiter l'apport en graisses saturées à moins de 7 % des calories totales, et l'apport en graisses totales à 25-35 % des calories totales.
- Calculer les objectifs de consommation de cholestérol : Les objectifs de consommation de cholestérol sont généralement exprimés en milligrammes par jour. Par exemple, le régime TLC recommande de limiter l'apport en cholestérol alimentaire à moins de 200 milligrammes par jour pour les personnes en bonne santé et à moins de 100 milligrammes par jour pour les personnes ayant des niveaux élevés de cholestérol.

Il est recommandé de consulter un professionnel de santé ou un nutritionniste pour obtenir une évaluation personnalisée et des recommandations spécifiques en fonction des besoins individuels et des objectifs de santé.

## Question 13: Comment planifier des repas équilibrés dans le cadre du régime TLC ?

Réponse :
La planification des repas dans le cadre du régime TLC est essentielle pour garantir un équilibre nutritionnel optimal tout en respectant les recommandations spécifiques du régime. Voici quelques conseils pour planifier des repas équilibrés :

- Prioriser les aliments recommandés : Optez pour une variété d'aliments riches en nutriments, tels que des fruits, des légumes, des céréales complètes, des protéines maigres et des graisses saines. Assurez-vous d'inclure une combinaison de ces aliments à chaque repas pour garantir un apport adéquat en nutriments essentiels.

- Contrôler les portions : Gardez à l'esprit les recommandations du régime TLC concernant les portions alimentaires, en particulier en ce qui concerne les graisses saturées, le cholestérol et les calories totales. Utilisez des outils tels que des assiettes de taille appropriée ou des balances de cuisine pour contrôler les portions et éviter les excès.
- Limiter les aliments à éviter : Réduisez la consommation d'aliments riches en graisses saturées, en cholestérol et en sodium, tels que les aliments frits, les produits laitiers entiers, les viandes grasses et les aliments transformés. Optez plutôt pour des alternatives plus saines et riches en nutriments.
- Planifier à l'avance : Consacrez du temps à la planification des repas à l'avance, en tenant compte de vos préférences alimentaires, de vos contraintes de temps et de vos objectifs nutritionnels. Préparez une liste de courses détaillée et organisez-vous pour préparer les repas à l'avance si possible.
- Faire preuve de créativité : Expérimentez avec de nouvelles recettes et techniques de cuisson pour rendre les repas plus intéressants et savoureux. Utilisez des herbes, des épices et des assaisonnements pour rehausser la saveur des plats sans ajouter de gras ou de sodium supplémentaires.

En suivant ces conseils de planification des repas, vous pouvez créer des repas équilibrés et nutritifs dans le cadre du régime TLC, tout en favorisant une meilleure santé cardiovasculaire et un bien-être général.

## Question 14: Est-ce que le régime TLC implique de compter les calories ?

Réponse :
Le régime TLC se concentre davantage sur la qualité des aliments consommés plutôt que sur le comptage strict des calories. Bien que le contrôle des portions et la gestion de l'apport calorique soient

importants pour maintenir un poids santé, le régime TLC met l'accent sur la réduction des graisses saturées et du cholestérol, ainsi que sur l'adoption d'une alimentation équilibrée et riche en nutriments.

Plutôt que de se concentrer uniquement sur les calories, le régime TLC encourage les individus à choisir des aliments riches en fibres, en vitamines, en minéraux et en antioxydants, tout en limitant les aliments transformés et riches en graisses saturées. En adoptant cette approche, il est possible de créer un déficit calorique naturel tout en fournissant à votre corps les nutriments essentiels dont il a besoin pour fonctionner correctement.

Cependant, il est toujours important d'être conscient de votre apport calorique total et de vos besoins énergétiques individuels. Si vous cherchez à perdre du poids dans le cadre du régime TLC, vous devrez peut-être surveiller votre apport calorique et ajuster vos portions en conséquence. Dans ce cas, il peut être utile de consulter un professionnel de la santé ou un nutritionniste pour obtenir des conseils personnalisés sur la gestion des calories et de l'apport nutritionnel.

# Question 15: Quel est le rôle de l'exercice physique dans le régime TLC ?

Réponse :
L'exercice physique joue un rôle crucial dans le régime TLC en complément des changements alimentaires pour favoriser une meilleure santé cardiovasculaire. Voici quelques-uns des rôles clés de l'exercice dans le cadre du régime TLC :

- Amélioration de la santé cardiovasculaire : L'exercice régulier peut aider à renforcer le cœur et les vaisseaux sanguins, réduisant ainsi le risque de maladies cardiovasculaires telles que les accidents vasculaires cérébraux et les crises cardiaques.
- Contrôle du poids : L'activité physique régulière peut aider à brûler des calories supplémentaires, favorisant ainsi la perte de poids ou le maintien d'un poids santé. En combinaison avec une alimentation équilibrée, l'exercice peut être un outil

efficace pour atteindre et maintenir un poids corporel optimal.

- Réduction du cholestérol LDL : L'exercice a été associé à une augmentation du taux de cholestérol HDL (« bon » cholestérol) et à une réduction du taux de cholestérol LDL (« mauvais » cholestérol), contribuant ainsi à un profil lipidique plus sain.
- Gestion du stress : L'exercice régulier peut aider à réduire le stress, l'anxiété et la dépression, ce qui peut avoir un impact positif sur la santé mentale et émotionnelle, ainsi que sur la santé cardiovasculaire globale.
- Amélioration de la qualité de vie : En plus de ses bienfaits physiques, l'exercice peut également améliorer la qualité de vie en augmentant l'énergie, en améliorant le sommeil et en favorisant un sentiment de bien-être général.

## **Question** 16- Quels types d'exercices sont recommandés dans le cadre du régime TLC ?

Réponse :

Dans le cadre du régime TLC, il est recommandé d'adopter un programme d'exercices varié et équilibré, comprenant à la fois des activités cardiovasculaires, de renforcement musculaire et de flexibilité. Voici quelques types d'exercices recommandés :

- Cardio-training : Les exercices cardiovasculaires, tels que la marche rapide, la course à pied, le vélo, la natation ou la danse, sont excellents pour renforcer le cœur et brûler des calories. Essayez de viser au moins 150 minutes d'exercice cardiovasculaire d'intensité modérée à vigoureuse par semaine.
- Entraînement en force : L'entraînement en force, avec des poids libres, des machines de musculation ou simplement le poids du corps, est important pour renforcer et tonifier les muscles. Intégrez des exercices de renforcement musculaire

pour tous les grands groupes musculaires au moins deux fois par semaine.

- Exercices de flexibilité : Les étirements et les exercices de flexibilité sont essentiels pour améliorer la souplesse, la mobilité articulaire et prévenir les blessures. Pratiquez des étirements statiques et dynamiques après chaque séance d'entraînement et incluez des exercices de yoga ou de Pilates dans votre routine.
- Activités récréatives : En plus des exercices structurés, incluez des activités récréatives telles que la randonnée, le jardinage, le golf ou le tennis pour rester actif et augmenter votre dépense énergétique quotidienne de manière agréable et divertissante.

En intégrant une variété d'exercices dans votre programme d'entraînement, vous pouvez maximiser les bienfaits pour la santé cardiovasculaire, renforcer les muscles et améliorer votre bien-être général dans le cadre du régime TLC.

## Question 17 : Est-ce que le régime TLC nécessite de prendre des suppléments ?

Réponse :

Dans la plupart des cas, le régime TLC ne nécessite pas de prendre des suppléments, car il met l'accent sur une alimentation équilibrée et variée pour fournir tous les nutriments essentiels dont votre corps a besoin. Cependant, dans certains cas, des suppléments peuvent être recommandés pour compléter l'alimentation ou répondre à des besoins nutritionnels spécifiques.

Il est important de consulter un professionnel de la santé ou un nutritionniste avant de commencer à prendre des suppléments, car ils peuvent interagir avec d'autres médicaments ou avoir des effets indésirables. Si vous suivez un régime végétalien ou végétarien, vous pouvez avoir besoin de suppléments de vitamine B12, de vitamine D et d'oméga-3 d'origine végétale pour éviter les carences nutritionnelles.

En général, il est préférable de privilégier une alimentation variée et équilibrée pour obtenir la plupart de vos nutriments à partir des aliments plutôt que de compter uniquement sur des suppléments. En suivant les recommandations du régime TLC et en choisissant des aliments riches en nutriments, vous pouvez généralement répondre à vos besoins nutritionnels sans recourir à des suppléments.

## Question 18: Comment gérer les fringales tout en suivant le régime TLC ?

Réponse :
Les fringales peuvent être un défi lorsqu'on suit un régime, y compris le régime TLC, mais il existe des stratégies pour les gérer efficacement :

- Planifiez des collations saines : Prévoyez des collations nutritives entre les repas pour éviter de vous retrouver affamé et susceptible de succomber à des choix alimentaires moins sains. Optez pour des options riches en protéines, en fibres et en graisses saines, telles que des fruits frais, des légumes avec trempette au houmous, des noix ou des yaourts faibles en gras.
- Restez hydraté : Parfois, la soif est confondue avec la faim. Assurez-vous de boire suffisamment d'eau tout au long de la journée pour rester hydraté et réduire les fringales. Vous pouvez également opter pour des boissons sans calories, comme du thé ou de l'eau infusée de fruits, pour ajouter de la saveur sans ajouter de calories supplémentaires.
- Écoutez votre corps : Apprenez à reconnaître les signaux de faim et de satiété de votre corps. Mangez lentement et faites attention aux signaux de satiété pour éviter de trop manger.

Si vous avez faim entre les repas, essayez de déterminer si vous avez réellement besoin de manger ou si vous êtes simplement ennuyé ou stressé.

- Préparez des options de secours : Ayez toujours des collations saines à portée de main pour les moments où la faim se fait sentir. Cela peut vous éviter de vous tourner vers des options alimentaires moins saines par manque d'options disponibles.
- Gérez le stress : Le stress peut souvent déclencher des fringales émotionnelles. Trouvez des moyens sains de gérer le stress, comme la méditation, la respiration profonde, le yoga ou la marche, pour éviter de recourir à la nourriture pour soulager le stress.

En adoptant ces stratégies, vous pouvez mieux gérer les fringales et maintenir votre engagement envers le régime TLC.

## Question 19: Quels sont les effets secondaires possibles du régime TLC ?

Réponse :
Bien que le régime TLC soit généralement sûr et bénéfique pour la santé cardiovasculaire, certaines personnes peuvent éprouver des effets secondaires lorsqu'elles commencent à suivre ce régime. Voici quelques effets secondaires potentiels et des conseils pour les gérer :

- Changements gastro-intestinaux : Certains individus peuvent éprouver des problèmes gastro-intestinaux tels que des ballonnements, des gaz ou des diarrhées lorsqu'ils augmentent leur consommation de fibres alimentaires. Pour minimiser ces symptômes, augmentez progressivement votre consommation de fibres et assurez-vous de boire suffisamment d'eau pour faciliter la digestion.
- Variation de poids : Certaines personnes peuvent constater une fluctuation de leur poids lorsqu'elles commencent à suivre le régime TLC, en particulier si elles perdent du poids rapidement au début. Cela peut être attribué à des changements dans l'apport calorique, la rétention d'eau ou la composition corporelle. Il est important de se concentrer sur

les progrès à long terme plutôt que sur les fluctuations à court terme et de viser une perte de poids progressive et durable.

- Besoins nutritionnels : En réduisant la consommation de certains aliments, comme les aliments riches en graisses saturées et en cholestérol, il est important de s'assurer que votre alimentation reste équilibrée et nutritive. Assurez-vous de consommer une variété d'aliments pour répondre à vos besoins en nutriments essentiels et envisagez de prendre des suppléments si nécessaire, en particulier si vous avez des restrictions alimentaires ou des besoins nutritionnels spécifiques.
- Adaptation aux nouvelles habitudes : Adopter de nouvelles habitudes alimentaires et modes de vie peut prendre du temps et nécessiter un ajustement. Soyez patient avec vous-même et donnez-vous le temps de vous habituer aux changements progressifs que vous apportez à votre régime alimentaire et à votre mode de vie. Trouvez des stratégies de soutien, comme des groupes de soutien en ligne ou des amis et des membres de la famille qui suivent également le régime TLC, pour vous aider à rester motivé et engagé.

Si vous rencontrez des effets secondaires persistants ou préoccupants, n'hésitez pas à consulter un professionnel de la santé ou un nutritionniste pour obtenir des conseils et un suivi personnalisés.

## Question 20: Est-ce que le régime TLC peut être suivi en famille ?

Réponse :
Oui, le régime TLC peut être suivi en famille, et cela peut même être bénéfique pour encourager des habitudes alimentaires saines chez tous les membres de la famille. Voici quelques conseils pour suivre le régime TLC en famille :

- Impliquez toute la famille : Faites participer toute la famille à la planification et à la préparation des repas. Impliquez les enfants dans la sélection des aliments et la préparation des repas pour les encourager à essayer de nouveaux aliments sains.

- Adoptez des habitudes alimentaires saines ensemble : Encouragez toute la famille à adopter des habitudes alimentaires saines en limitant les aliments riches en graisses saturées et en cholestérol, en favorisant les aliments riches en fibres, en fruits et en légumes, et en limitant les aliments transformés et les aliments riches en sucres ajoutés.
- Organisez des repas en famille : Favorisez les repas en famille autant que possible. Les repas partagés offrent l'occasion de passer du temps ensemble et de modeler des habitudes alimentaires saines pour les enfants.
- Soyez un modèle : Montrez l'exemple en adoptant vous-même des habitudes alimentaires saines et en faisant de l'exercice régulièrement. Les enfants sont plus susceptibles de suivre l'exemple de leurs parents en matière de santé et de bien-être.
- Faites preuve de flexibilité : Reconnaître qu'il est important de permettre des indulgences occasionnelles et de ne pas être trop rigide dans vos règles alimentaires. L'objectif est d'adopter un mode de vie sain et durable, et cela inclut de trouver un équilibre entre la santé et le plaisir.

En suivant ces conseils, vous pouvez créer un environnement familial favorable à la santé où tout le monde peut bénéficier des avantages du régime TLC.

## Question 21: Comment éviter les pièges courants lors de l'adoption du régime TLC ?

Réponse :

L'adoption d'un nouveau régime alimentaire peut présenter des défis, mais en restant conscient et en adoptant des stratégies appropriées, vous pouvez éviter les pièges courants et réussir à suivre le régime TLC :

- Planifiez à l'avance : La planification est essentielle pour éviter les tentations alimentaires. Planifiez vos repas à l'avance, faites une liste de courses et préparez-vous en conséquence pour éviter de vous retrouver à court d'options saines lorsque la faim se fait sentir.

- Évitez les situations de tentation : Identifiez les situations où vous êtes le plus susceptible de succomber à des choix alimentaires moins sains, comme les fêtes ou les événements sociaux, et prévoyez des stratégies pour les gérer. Apportez vos propres collations saines ou concentrez-vous sur la conversation plutôt que sur la nourriture pour éviter de céder à la tentation.
- Pratiquez la modération : Il est important de permettre des indulgences occasionnelles dans le cadre du régime TLC. Vous n'avez pas besoin de vous priver complètement des aliments que vous aimez, mais apprenez à les savourer avec modération et à les inclure dans le cadre d'une alimentation globalement saine et équilibrée.
- Restez motivé : Gardez à l'esprit vos objectifs de santé et les raisons pour lesquelles vous avez choisi de suivre le régime TLC. Trouvez des sources de motivation, comme suivre vos progrès, vous fixer des objectifs réalistes et vous entourer de soutien positif pour rester sur la bonne voie.
- Apprenez à surmonter les obstacles : Les hauts et les bas font partie du processus de changement de comportement. Apprenez à surmonter les obstacles et les revers en restant flexible, en apprenant de vos erreurs et en vous concentrant sur les progrès réalisés plutôt que sur les perfectionnements.

## Question 22 : Quelles ressources supplémentaires sont disponibles pour soutenir les personnes suivant le régime TLC ?

Réponse :
Pour accompagner les personnes dans leur parcours avec le régime TLC, diverses ressources complémentaires sont disponibles :
- Livres spécialisés : Des ouvrages dédiés au régime TLC fournissent une mine d'informations, notamment des conseils pratiques, des recettes adaptées, ainsi que des témoignages inspirants pour encourager et guider les lecteurs.

- Applications mobiles : Des applications spécifiquement conçues pour le régime TLC permettent de planifier des repas, de suivre les apports nutritionnels, et parfois même de bénéficier de conseils personnalisés pour optimiser les résultats de la démarche.
- Sites web et forums en ligne : Les sites internet dédiés au régime TLC offrent une source riche d'informations, avec des articles, des recettes, des outils de suivi, ainsi que des forums de discussion où les individus peuvent échanger des conseils, des astuces et des expériences.
- Groupes de soutien locaux : Intégrer des groupes de soutien locaux permet aux individus de partager leur expérience en personne, de recevoir un soutien émotionnel et pratique, et de renforcer leur engagement en partageant leurs succès et en surmontant les obstacles ensemble.

Ces ressources supplémentaires offrent un soutien essentiel aux personnes suivant le régime TLC, les aidant à rester motivées, à trouver des solutions pratiques à leurs défis, et à maintenir une alimentation saine et équilibrée à long terme.

## Question 23 : Est-ce que le régime TLC est adapté aux végétariens ou aux végétaliens ?

Réponse :
Oui, le régime TLC peut être adapté aux végétariens et aux végétaliens en modifiant les sources de protéines et de graisses tout en respectant les principes fondamentaux du régime.
Pour les végétariens, cela implique de privilégier des sources de protéines végétales telles que les légumineuses (haricots, pois chiches, lentilles), les produits à base de soja (tofu, tempeh), les graines (quinoa, chia, graines de tournesol), ainsi que les produits laitiers et les œufs, selon leurs préférences.
Pour les végétaliens, il est essentiel de se concentrer sur des sources de protéines et de graisses végétales, en veillant à inclure une variété d'aliments pour couvrir tous les besoins nutritionnels.
 Les sources de protéines végétales riches en graisses saines, telles que les noix, les graines, les avocats et les huiles végétales, peuvent

être privilégiées pour répondre aux recommandations du régime
TLC.

En adaptant les choix alimentaires et en veillant à maintenir un
équilibre nutritionnel adéquat, les végétariens et les végétaliens
peuvent bénéficier des bienfaits du régime TLC pour la santé
cardiovasculaire.

## Question 24 : Comment adapter le régime TLC en fonction des préférences alimentaires personnelles ?

Réponse  :

Le régime TLC peut être adapté en fonction des préférences
alimentaires personnelles tout en respectant ses principes
fondamentaux axés sur la réduction des graisses saturées et du
cholestérol, et la promotion d'une alimentation saine et équilibrée.
Pour adapter le régime TLC selon ses préférences alimentaires, il est
possible de :

- Substituer les aliments recommandés par des alternatives
  similaires : Par exemple, remplacer les viandes grasses par
  des viandes maigres ou des protéines végétales, et les
  produits laitiers riches en matières grasses par des options à
  faible teneur en matières grasses ou des alternatives
  végétales.
- Modifier les recettes : Adapter les recettes du régime TLC en
  remplaçant certains ingrédients par des alternatives qui
  conviennent mieux aux préférences alimentaires
  individuelles, tout en veillant à maintenir un équilibre
  nutritionnel adéquat.
- Explorer de nouvelles options : Profiter de l'opportunité pour
  découvrir de nouveaux aliments et recettes qui correspondent
  aux préférences personnelles tout en respectant les principes
  du régime TLC.

En adaptant le régime TLC de manière créative et flexible, il est
possible de le rendre plus adaptable et durable, ce qui favorise une
meilleure adhésion à long terme et des résultats positifs pour la santé
cardiovasculaire.

# Question 25 : Est-ce que le régime TLC est recommandé pour les enfants ?

Réponse :

Le régime TLC est principalement conçu pour les adultes dans le but de réduire le risque de maladies cardiovasculaires en contrôlant les taux de cholestérol et en favorisant une alimentation saine et équilibrée. Cependant, les principes généraux du régime, axés sur la consommation d'aliments riches en nutriments et pauvres en graisses saturées et en cholestérol, peuvent également bénéficier aux enfants en contribuant à une alimentation saine et à de bonnes habitudes alimentaires.

Il est important de noter que les besoins nutritionnels des enfants peuvent différer de ceux des adultes, et qu'ils ont besoin d'une alimentation adaptée à leur croissance et à leur développement. Par conséquent, il est recommandé aux parents de consulter un professionnel de la santé ou un nutritionniste pour obtenir des conseils spécifiques concernant l'alimentation de leurs enfants, y compris la façon d'incorporer les principes du régime TLC de manière appropriée dans leur régime alimentaire.

En général, les enfants peuvent bénéficier d'une alimentation riche en fruits, légumes, grains entiers, protéines maigres et sources de graisses saines, tout en limitant la consommation d'aliments transformés et riches en matières grasses saturées et en sucres ajoutés. En adoptant des habitudes alimentaires saines dès le plus jeune âge, les enfants peuvent contribuer à réduire leur risque de maladies cardiovasculaires à l'avenir.

# Question 26 : Quelle est la différence entre le régime TLC et le régime DASH ?

Réponse :

Le régime TLC (Therapeutic Lifestyle Changes) et le régime DASH (Dietary Approaches to Stop Hypertension) sont deux régimes alimentaires recommandés pour la santé cardiovasculaire, mais ils présentent quelques différences dans leurs recommandations et leurs objectifs.

Le régime TLC est spécifiquement conçu pour réduire le cholestérol LDL (« mauvais » cholestérol) et réduire le risque de maladies cardiovasculaires en limitant la consommation de graisses saturées et de cholestérol, tout en favorisant une alimentation riche en fruits, légumes, grains entiers, et en sources de protéines maigres.

En revanche, le régime DASH vise principalement à réduire l'hypertension artérielle en recommandant une alimentation riche en fruits, légumes, grains entiers, et en produits laitiers à faible teneur en matières grasses, tout en limitant la consommation de sodium.

Bien que les deux régimes partagent des similitudes dans leurs recommandations alimentaires, notamment en mettant l'accent sur la consommation d'aliments non transformés et riches en nutriments, leurs objectifs spécifiques diffèrent légèrement. Le régime TLC se concentre davantage sur la réduction du cholestérol, tandis que le régime DASH se concentre sur la réduction de la pression artérielle.

En fonction des besoins individuels en matière de santé cardiovasculaire, il est recommandé de consulter un professionnel de la santé pour déterminer le régime le plus adapté.

# Question 27 : Est-ce que le régime TLC nécessite de consulter un professionnel de santé ?

Réponse :

Bien que le régime TLC puisse être suivi de manière autonome en se basant sur les recommandations générales, il est recommandé de consulter un professionnel de santé avant de commencer tout programme alimentaire ou d'exercice, en particulier si des problèmes de santé existent ou si des modifications importantes du mode de vie sont envisagées.

Un professionnel de la santé, tel qu'un médecin, un nutritionniste ou un diététicien, peut fournir des conseils personnalisés en fonction des besoins individuels en matière de santé, de la situation médicale actuelle et des objectifs de santé spécifiques. Ils peuvent aider à évaluer le risque cardiovasculaire, à élaborer un plan alimentaire adapté, à fournir des recommandations d'exercices appropriées, et à surveiller les progrès au fil du temps.

En outre, un suivi régulier avec un professionnel de la santé peut être bénéfique pour ajuster le régime TLC en fonction des besoins changeants de santé, pour répondre aux questions et aux préoccupations, et pour bénéficier d'un soutien continu dans la gestion de la santé cardiovasculaire. En travaillant en collaboration avec un professionnel de la santé, les individus peuvent maximiser les bienfaits du régime TLC et améliorer leur santé cardiovasculaire de manière optimale.

# Question 28 : Comment gérer les envies de sucre dans le cadre du régime TLC ?

Réponse :
La gestion des envies de sucre est un aspect important du régime TLC, car la réduction de la consommation de sucre ajouté contribue à améliorer la santé cardiovasculaire. Voici quelques stratégies pour gérer les envies de sucre :

- Choix d'aliments riches en fibres : Les aliments riches en fibres, tels que les fruits frais, les légumes, les grains entiers et les légumineuses, peuvent aider à stabiliser la glycémie et à réduire les fringales de sucre.
- Consommation modérée de fruits : Les fruits sont une source naturelle de sucre, mais ils contiennent également des fibres et des nutriments essentiels. Il est recommandé de consommer des fruits entiers plutôt que des jus de fruits, et de limiter la quantité consommée par portion pour contrôler l'apport en sucre.
- Collations saines : Optez pour des collations saines et équilibrées, telles que des noix, des graines, du yaourt grec nature, ou des légumes crus avec une trempette à base de légumes, pour satisfaire les envies de sucre tout en fournissant des nutriments bénéfiques pour la santé.
- Gestion du stress : Le stress peut souvent déclencher des envies de sucre. Pratiquer des techniques de gestion du stress telles que la méditation, le yoga, ou la respiration profonde peut aider à réduire les fringales de sucre en favorisant un état de calme et de relaxation.
- Limiter les aliments transformés : Les aliments transformés et les boissons sucrées sont souvent riches en sucre ajouté. En limitant la consommation de ces aliments, vous pouvez réduire les envies de sucre et favoriser une alimentation plus saine et équilibrée.

En adoptant ces stratégies et en restant conscient de ses habitudes alimentaires, il est possible de gérer efficacement les envies de sucre tout en suivant le régime TLC pour promouvoir la santé cardiovasculaire.

# Question 29 : Est-ce que le régime TLC peut aider à réduire le risque de maladies cardiovasculaires ?

Réponse :
Oui, le régime TLC est spécifiquement conçu pour aider à réduire le risque de maladies cardiovasculaires en adoptant des habitudes alimentaires saines et équilibrées, ainsi qu'un mode de vie actif.
Voici comment le régime TLC peut contribuer à réduire ce risque :

- Réduction du cholestérol : Le régime TLC met l'accent sur la réduction de la consommation de graisses saturées et de cholestérol, ce qui peut contribuer à abaisser les niveaux de cholestérol sanguin, en particulier le cholestérol LDL (« mauvais » cholestérol), un facteur de risque majeur de maladies cardiovasculaires.
- Promotion d'une alimentation saine : Le régime TLC encourage la consommation d'aliments riches en nutriments bénéfiques pour la santé cardiovasculaire, tels que les fruits, les légumes, les grains entiers, les protéines maigres et les graisses saines, tout en limitant les aliments transformés et les sucres ajoutés.
- Contrôle du poids : Le maintien d'un poids santé est un autre aspect important de la prévention des maladies cardiovasculaires. En adoptant des habitudes alimentaires saines et en pratiquant régulièrement une activité physique, le régime TLC peut aider à contrôler le poids et à réduire le risque de surpoids et d'obésité, des facteurs de risque connus de maladies cardiovasculaires.
- Promotion de l'activité physique : Le régime TLC encourage également l'incorporation d'une activité physique régulière dans le mode de vie, ce qui contribue à renforcer le système cardiovasculaire, à améliorer la circulation sanguine, et à réduire le risque de développer des maladies cardiovasculaires.

En combinant ces différents éléments, le régime TLC offre un moyen efficace de réduire le risque de maladies cardiovasculaires et de promouvoir une santé cardiovasculaire optimale à long terme.

# Question 30 : Comment rester motivé et engagé lors de la mise en œuvre du régime TLC ?

Réponse :

Rester motivé et engagé lors de la mise en œuvre du régime TLC peut être un défi, mais voici quelques stratégies pour maintenir sa motivation tout au long du parcours :

- Fixer des objectifs réalistes : Établir des objectifs clairs, réalistes et réalisables peut aider à rester motivé. Cela peut inclure des objectifs à court terme et à long terme, comme perdre un certain nombre de kilos, améliorer les niveaux de cholestérol, ou adopter de nouvelles habitudes alimentaires et de mode de vie.
- Suivre les progrès : Tenir un journal alimentaire, enregistrer ses séances d'exercice, ou prendre régulièrement des mesures de santé peuvent aider à suivre les progrès réalisés et à rester motivé en voyant les résultats concrets de ses efforts.
- Trouver du soutien : Rechercher le soutien de la famille, des amis, ou rejoindre une communauté de personnes partageant les mêmes objectifs peut fournir un soutien et une motivation supplémentaires pour rester sur la bonne voie.
- Se récompenser : Se fixer des récompenses pour les étapes franchies peut aider à maintenir la motivation. Cela peut être quelque chose de simple, comme se faire plaisir avec un repas préféré ou acheter un nouvel équipement d'exercice.
- Se concentrer sur les bénéfices à long terme : Garder à l'esprit les avantages à long terme d'une meilleure santé cardiovasculaire et d'un mode de vie sain peut aider à surmonter les défis temporaires et à rester motivé à long terme.

En utilisant ces stratégies et en restant conscient de ses motivations personnelles, il est possible de maintenir la motivation et l'engagement tout au long de son parcours avec le régime TLC.

Notez vos commentaires

-

-

-